The Behavioral Symphony of Nature :
Exploring Organism Interactions in Ecology

ಖಡಕ ತಾಳಮೇಲದ ಪ್ರಕೃತಿ: ಪರಿಸರವಿಜ್ಞಾನದಲ್ಲಿ ಜೀವಿ ಸಂವಹನಗಳ ಅನ್ವೇಷಣೆ

Anika Banerjee

The Behavioral Symphony of Nature : Exploring Organism Interactions in Ecology

Copyright © 2023 by Anika Banerjee

All rights reserved. No part of this book may be reproduced or transmitted in any form or by any means, electronic or mechanical, including photocopying, recording, or by any information storage and retrieval system, without permission in writing from the publisher.

This book is a work of fiction. Names, characters, places, and incidents either are the product of the author's imagination or are used fictitiously. Any resemblance to actual events, locales, persons, living or dead, is entirely coincidental.

The first edition was published in 2023

ISBN:
Published by:
Sunshine
1663 Liberty Drive
Hyderabad, IN 47403
www.Sunshinepublishers.com

This book is self-published using on-demand printing and publishing, which allows it to be printed and distributed globally

TABLE OF CONTENT

Chapter 1: Prelude - The Stage is Set   09

- Introduce the concept of the "Behavioral Symphony of Nature" and its importance in ecology.
- Highlight the diverse range of organisms and their interactions that form the orchestra.
- Discuss the key instruments (senses, behaviors, communication) that orchestrate the symphony.

Chapter 2: The Opening Movement - Competition's Crescendo   15

- Explore the dynamics of competition, from resource acquisition to territoriality.
- Delve into examples of competition in different ecosystems (plants, animals, microbes).
- Discuss the evolutionary adaptations that shape competitive strategies.

Chapter 3: The Interlude - Cooperation's Harmony   21

- Introduce the concept of cooperation and its benefits for survival and reproduction.
- Showcase examples of cooperation across different taxa (e.g., cleaner fish and sharks, social insects).
- Analyze the mechanisms of communication and coordination within cooperative groups.

Chapter 4: The Scherzo - Mutualism's Dance   28

- Explore the intricate relationships of mutualism, where both parties benefit.
- Dive into examples like pollination, seed dispersal, and nitrogen fixation.
- Discuss the co-evolutionary processes that strengthen these partnerships.

Chapter 5: The Adagio - Predation's Tension   35

- Delve into the complex world of predator-prey relationships and their ecological roles.
- Analyze hunting strategies, defense mechanisms, and the "arms race" of adaptation.
- Explore the impact of predation on population dynamics and ecosystem balance.

Chapter 6: The Allegro - Communication's Rhythm   42

- Discuss the diverse ways organisms communicate, from pheromones and calls to displays and rituals.
- Analyze the role of communication in attracting mates, warning predators, and coordinating behavior.
- Explore the evolution of communication systems and their impact on social complexity.

Chapter 7: The Finale - Evolution's Crescendo 49

- Explain how natural selection shapes behaviors that enhance survival and reproduction.
- Discuss examples of behavioral adaptations and their impact on ecological success.
- Analyze the role of environmental changes in driving behavioral evolution.

Chapter 8: The Encore - Human Impact and the Future 55

- Discuss the impact of human activities on organism interactions and ecosystems.
- Analyze the challenges of habitat loss, climate change, and pollution to the symphony's harmony.
- Explore conservation and restoration strategies to protect and reharmonize ecological interactions.

ಅಧ್ಯಾಯ 1: ಪ್ರಸ್ತಾವನೆ - ರಂಗ ಸಿದ್ಧವಾಗಿದೆ

- ಪ್ರಕೃತಿಯ "ವರ್ತನೆಯ ಸಿಂಫನಿ" ಎಂಬ ಪರಿಕಲ್ಪನೆಯನ್ನು ಮತ್ತು ಪರಿಸರವಿಜ್ಞಾನದಲ್ಲಿ ಅದರ ಮಹತ್ವವನ್ನು ಪರಿಚಯಿಸುತ್ತದೆ.
- ಆರ್ಕೆಸ್ಟ್ರಾವನ್ನು ರೂಪಿಸುವ ವೈವಿಧ್ಯಮಯ ಜೀವಿಗಳು ಮತ್ತು ಅವುಗಳ ಪರಸ್ಪರ ಕ್ರಿಯೆಗಳನ್ನು ಎತ್ತಿ ತೋರಿಸುತ್ತದೆ.
- ಸಂವೇದನೆಗಳು, ವರ್ತನೆಗಳು ಮತ್ತು ಸಂವಹನದಂತಹ ಪ್ರಮುಖ ವಾದ್ಯಗಳು ಸಿಂಫನಿಯನ್ನು ಹೇಗೆ ನಿಯಂತ್ರಿಸುತ್ತವೆ ಎಂಬುದನ್ನು ಚರ್ಚಿಸುತ್ತದೆ.

ಅಧ್ಯಾಯ 2: ಆರಂಭಿಕ ಚಲನೆ - ಸ್ಪರ್ಧೆಯ ಏರಿಕೆ

- ಸಂಪನ್ಮೂಲಗಳ ಸಂಗ್ರಹದಿಂದ ಪ್ರಾದೇಶಿಕತೆಯವರೆಗೆ ಸ್ಪರ್ಧೆಯ ಗತಿಸಂಚಲನವನ್ನು ಅನ್ವೇಷಿಸುತ್ತದೆ.
- ವಿವಿಧ ಪರಿಸರ ವ್ಯವಸ್ಥೆಗಳಲ್ಲಿ (ಸಸ್ಯಗಳು, ಪ್ರಾಣಿಗಳು, ಸೂಕ್ಷ್ಮಜೀವಿಗಳು) ಸ್ಪರ್ಧೆಯ ಉದಾಹರಣೆಗಳನ್ನು ಅಗೆಯುತ್ತದೆ.
- ಸ್ಪರ್ಧಾತ್ಮಕ ಕಾರ್ಯತಂತ್ರಗಳನ್ನು ರೂಪಿಸುವ ವಿಕಾಸಾತ್ಮಕ ಹೊಂದಾವಣೆಗಳನ್ನು ಚರ್ಚಿಸುತ್ತದೆ.

ಅಧ್ಯಾಯ 3: ಮಧ್ಯಂತರ - ಸಹಕಾರದ ಸಾಮರಸ್ಯ

- ಸಹಕಾರದ ಪರಿಕಲ್ಪನೆ ಮತ್ತು ಅದು ಜೀವನ ಉಳಿಸುವಿಕೆ ಮತ್ತು ಸಂತಾನೋತ್ಪತ್ತಿಗೆ ಉಂಟುಮಾಡುವ ಪ್ರಯೋಜನಗಳನ್ನು ಪರಿಚಯಿಸುತ್ತದೆ.
- ವಿವಿಧ ಟ್ಯಾಕ್ಸಾಗಳಾದ ಸ್ವಚ್ಛಗೊಳಿಸುವ ಮೀನುಗಳು ಮತ್ತು ಶಾರ್ಕ್‌ಗಳು, ಸಾಮಾಜಿಕ ಕೀಟಗಳು ಇತ್ಯಾದಿಗಳಲ್ಲಿ ಸಹಕಾರದ ಉದಾಹರಣೆಗಳನ್ನು ಪ್ರದರ್ಶಿಸುತ್ತದೆ.
- ಸಹಕಾರ ಗುಂಪುಗಳ ಒಳಗೆ ಸಂವಹನ ಮತ್ತು ಸಮನ್ವಯದ ವ್ಯವಸ್ಥೆಗಳನ್ನು ವಿಶ್ಲೇಷಿಸುತ್ತದೆ.

ಅಧ್ಯಾಯ 4: ಸ್ಕೆರ್ಜೋ - ಪರಸ್ಪರತೆಯ ನೃತ್ಯ

- ಪರಸ್ಪರತೆಯ ಸಂಕೀರ್ಣ ಸಂಬಂಧಗಳನ್ನು ಅನ್ವೇಷಿಸುತ್ತದೆ, ಇದರಲ್ಲಿ ಎರಡೂ ಪಕ್ಷಗಳು ಪ್ರಯೋಜನ ಪಡೆಯುತ್ತವೆ.
- ಪರಾಗಸ್ಪರ್ಶ, ಬೀಜಗಳ ವಿತರಣೆ ಮತ್ತು ನೈಟ್ರೋಜನ್ ಸ್ಥಿರೀಕರಣದಂತಹ ಉದಾಹರಣೆಗಳನ್ನು ಧುಮುಕಿ ಬನ್ನಿ.
- ಈ ಪಾಲುದಾರಿಕೆಗಳನ್ನು ಬಲಪಡಿಸುವ ಸಹ-ವಿಕಾಸದ ಪ್ರಕ್ರಿಯೆಗಳನ್ನು ಚರ್ಚಿಸುತ್ತದೆ.

ಅಧ್ಯಾಯ 5: ಅಡಾಜಿಯೊ - ಪರಭಕ್ಷಕದ ಉದ್ವಿಗ್ನತೆ

- ಪರಭಕ್ಷಕ-ಭಕ್ಷ್ಯ ಸಂಬಂಧಗಳ ಸಂಕೀರ್ಣ ಜಗತ್ತಿಗೆ ಮತ್ತು ಅವುಗಳ ಪರಿಸರ ವ್ಯವಸ್ಥೆಯ ಪಾತ್ರಗಳಿಗೆ ಧುಮುಕಿ ಬನ್ನಿ.
- ಬೇಟೆಗಾರಿಕೆ ತಂತ್ರಗಳು, ರಕ್ಷಣಾ ಕ್ರಮಗಳು ಮತ್ತು ಹೊಂದಾಣಿಕೆಯ "ಆಯುಧ ಸ್ಪರ್ಧೆ" ಯನ್ನು ವಿಶ್ಲೇಷಿಸುತ್ತದೆ.
- ಜನಸಂಖ್ಯೆಯ ಗತಿಸಂಚಲನ ಮತ್ತು ಪರಿಸರ ವ್ಯವಸ್ಥೆಯ ಸಮತೋಲನದ ಮೇಲೆ ಪರಭಕ್ಷಕದ ಪರಿಣಾಮವನ್ನು ಅನ್ವೇಷಿಸುತ್ತದೆ.

ಅಧ್ಯಾಯ 6: ಅಲೆಗ್ರೊ - ಸಂವಹನದ ಲಯ

- ಫೆರೋಮೋನ್‌ಗಳು, ಕರೆಗಳು, ಪ್ರದರ್ಶನಗಳು ಮತ್ತು ಆಚಾರಗಳಿಂದ ಜೀವಿಗಳು ಸಂವಹನ ನಡೆಸುವ ವಿವಿಧ ಮಾರ್ಗಗಳನ್ನು ಚರ್ಚಿಸುತ್ತದೆ.
- ಸಂಗಾತಿಯನ್ನು ಆಕರ್ಷಿಸುವುದು, ಪರಭಕ್ಷಕರಿಗೆ ಎಚ್ಚರಿಕೆ ನೀಡುವುದು ಮತ್ತು ವರ್ತನೆಯನ್ನು ಸಮನ್ವಯಗೊಳಿಸುವಲ್ಲಿ ಸಂವಹನದ ಪಾತ್ರವನ್ನು ವಿಶ್ಲೇಷಿಸುತ್ತದೆ.
- ಸಂವಹನ ವ್ಯವಸ್ಥೆಗಳ ವಿಕಾಸ ಮತ್ತು ಸಾಮಾಜಿಕ ಸಂಕೀರ್ಣತೆಯ ಮೇಲಿನ ಅವುಗಳ ಪರಿಣಾಮವನ್ನು ಅನ್ವೇಷಿಸುತ್ತದೆ.

ಅಧ್ಯಾಯ 7: ಫಿನಾಲೆ - ವಿಕಾಸದ ಏರಿಕೆ

- ನೈಸರ್ಗಿಕ ಆಯ್ಕೆಯು ಬದುಕುಳಿಯುವಿಕೆ ಮತ್ತು ಸಂತಾನೋತ್ಪತ್ತಿಯನ್ನು ಹೆಚ್ಚಿಸುವ ವರ್ತನೆಗಳನ್ನು ಹೇಗೆ ರೂಪಿಸುತ್ತದೆ ಎಂಬುದನ್ನು ವಿವರಿಸುತ್ತದೆ.
- ವರ್ತನೆಯ ಹೊಂದಾವಣೆಗಳ ಉದಾಹರಣೆಗಳು ಮತ್ತು ಅವುಗಳ ಪರಿಸರ ವ್ಯವಸ್ಥೆಯ ಯಶಸ್ಸಿನ ಮೇಲಿನ ಪರಿಣಾಮವನ್ನು ಚರ್ಚಿಸುತ್ತದೆ.
- ಪರಿಸರ ಬದಲಾವಣೆಗಳು ವರ್ತನೆಯ ವಿಕಾಸವನ್ನು ಚಾಲನೆ ಮಾಡುವ ಪಾತ್ರವನ್ನು ವಿಶ್ಲೇಷಿಸುತ್ತದೆ.

ಅಧ್ಯಾಯ 8: ಎನ್‌ಕೋರ್ - ಮಾನವೀಯ ಪರಿಣಾಮ ಮತ್ತು ಭವಿಷ್ಯ

- ಜೀವಿಗಳ ಪರಸ್ಪರ ಕ್ರಿಯೆಗಳು ಮತ್ತು ಪರಿಸರ ವ್ಯವಸ್ಥೆಗಳ ಮೇಲೆ ಮಾನವ ಚಟುವಟಿಕೆಗಳ ಪರಿಣಾಮವನ್ನು ಚರ್ಚಿಸುತ್ತದೆ.
- ಆವಾಸಸ್ಥಾನ ನಷ್ಟ, ಹವಾಮಾನ ಬದಲಾವಣೆ ಮತ್ತು ಮಾಲಿನ್ಯದ ಸವಾಲುಗಳನ್ನು ಸಿಂಫನಿಯ ಸಾಮರಸ್ಯಕ್ಕೆ ವಿಶ್ಲೇಷಿಸುತ್ತದೆ.
- ಪರಿಸರ ಸಂರಕ್ಷಣೆ ಮತ್ತು ಪುನರ್ವಸತಿ ತಂತ್ರಗಳನ್ನು ಅನ್ವೇಷಿಸಿ, ಪರಿಸರ ಪರಸ್ಪರ ಕ್ರಿಯೆಗಳನ್ನು ರಕ್ಷಿಸಲು ಮತ್ತು ಪುನರ್ವ್ಯವಸ್ಥೆ ಮಾಡಲು ಸಹಾಯ ಮಾಡುತ್ತದೆ.

Chapter 1: Prelude - The Stage is Set

ಅಧ್ಯಾಯ 1: ಪ್ರಸ್ತಾವನೆ - ರಂಗ ಸಿದ್ಧವಾಗಿದೆ

ಪ್ರಕೃತಿಯ "ವರ್ತನೆಯ ಸಿಂಫನಿ"

ಪರಿಸರವಿಜ್ಞಾನದಲ್ಲಿ, "ವರ್ತನೆಯ ಸಿಂಫನಿ" ಎಂಬ ಪರಿಕಲ್ಪನೆಯು ಪ್ರಕೃತಿಯಲ್ಲಿನ ವಿವಿಧ ಜೀವಿಗಳು ಮತ್ತು ಪರಿಸರಗಳ ನಡುವಿನ ಸಂಕೀರ್ಣ ಸಂಬಂಧಗಳನ್ನು ವಿವರಿಸುತ್ತದೆ. ಈ ಸಂಬಂಧಗಳು ಸಾಮಾನ್ಯವಾಗಿ ಸಂಕೀರ್ಣ ಮತ್ತು ಸ್ಥಿರವಾಗಿರುತ್ತವೆ, ಮತ್ತು ಅವುಗಳ ಮೇಲೆ ಹಲವಾರು ಅಂಶಗಳು ಪರಿಣಾಮ ಬೀರಬಹುದು.

"ವರ್ತನೆಯ ಸಿಂಫನಿ" ಎಂಬ ಪರಿಕಲ್ಪನೆಯು 1950 ರ ದಶಕದಲ್ಲಿ ಜರ್ಮನ್ ಪರಿಸರವಿಜ್ಞಾನಿ ಹರ್ಮನ್ ರಿಟ್ಟೆರ್ ಅವರಿಂದ ಅಭಿವೃದ್ಧಿಪಡಿಸಲ್ಪಟ್ಟಿತು. ರಿಟ್ಟೆರ್ ಪ್ರಕೃತಿಯಲ್ಲಿನ ಜೀವಿಗಳು ಮತ್ತು ಪರಿಸರಗಳ ನಡುವಿನ ಸಂಬಂಧಗಳನ್ನು ಸಂಗೀತದ ಸಿಂಫೋನಿಗಳಿಗೆ ಹೋಲಿಸಿದರು. ಹಾಗೆಯೇ, ಸಂಗೀತದ ಸಿಂಫೋನಿಗಳು ವಿವಿಧ ಸಂಗೀತ ವಾದ್ಯಗಳಿಂದ ರಚಿಸಲ್ಪಟ್ಟಿರುತ್ತವೆ, ಅವುಗಳು ಒಟ್ಟಿಗೆ ಸಮತೋಲಿತ ಮತ್ತು ಸ್ಥಿರವಾದ ಧ್ವನಿಯನ್ನು ರಚಿಸುತ್ತವೆ, "ವರ್ತನೆಯ ಸಿಂಫನಿ"ಯಲ್ಲಿಯೂ ವಿವಿಧ ಜೀವಿಗಳು ಮತ್ತು ಪರಿಸರಗಳು ಒಟ್ಟಿಗೆ ಸಮತೋಲಿತ ಮತ್ತು ಸ್ಥಿರವಾದ ಪರಿಸರ ವ್ಯವಸ್ಥೆಯನ್ನು ರಚಿಸುತ್ತವೆ.

"ವರ್ತನೆಯ ಸಿಂಫನಿ"ಯ ಮಹತ್ವವು ಅದು ಪರಿಸರ ವ್ಯವಸ್ಥೆಗಳ ಸ್ಥಿರತೆಯನ್ನು ಅರ್ಥಮಾಡಿಕೊಳ್ಳಲು ನಮಗೆ ಸಹಾಯ ಮಾಡುತ್ತದೆ. ಈ ಸಂಬಂಧಗಳು ಸಾಮಾನ್ಯವಾಗಿ ಸಂಕೀರ್ಣ ಮತ್ತು ಸ್ಥಿರವಾಗಿರುತ್ತವೆ, ಆದ್ದರಿಂದ ಅವುಗಳಲ್ಲಿ ಯಾವುದೇ

ಬದಲಾವಣೆಗಳು ಪರಿಸರ ವ್ಯವಸ್ಥೆಯ ಮೇಲೆ ಗಮನಾರ್ಹ ಪರಿಣಾಮ ಬೀರಬಹುದು.

ಉದಾಹರಣೆಗೆ, ಒಂದು ಪರಿಸರ ವ್ಯವಸ್ಥೆಯಲ್ಲಿನ ಒಂದು ಪ್ರಮುಖ ಜೀವಿ ಅಳಿಯದಿದ್ದರೆ, ಅದು ಆ ಪರಿಸರ ವ್ಯವಸ್ಥೆಯಲ್ಲಿನ ಇತರ ಜೀವಿಗಳ ಮೇಲೆ ಪರಿಣಾಮ ಬೀರಬಹುದು. ಈ ಪರಿಣಾಮಗಳು ಚಿಕ್ಕದಾಗಿರಬಹುದು ಅಥವಾ ದೊಡ್ಡದಾಗಿರಬಹುದು, ಆದರೆ ಅವು ಯಾವಾಗಲೂ ಗಮನಾರ್ಹವಾಗಿರುತ್ತವೆ.

"ವರ್ತನೆಯ ಸಿಂಫನಿ"ಯ ಮತ್ತೊಂದು ಮಹತ್ವವೆಂದರೆ ಅದು ಪರಿಸರ ವ್ಯವಸ್ಥೆಗಳಿಗೆ ಮಾನವ ಚಟುವಟಿಕೆಗಳ ಪರಿಣಾಮವನ್ನು ಅರ್ಥಮಾಡಿಕೊಳ್ಳಲು ನಮಗೆ ಸಹಾಯ ಮಾಡುತ್ತದೆ. ಮಾನವ ಚಟುವಟಿಕೆಗಳು ಪರಿಸರ ವ್ಯವಸ್ಥೆಗಳಲ್ಲಿನ ಜೀವಿಗಳು ಮತ್ತು ಪರಿಸರಗಳ ನಡುವಿನ ಸಂಬಂಧಗಳನ್ನು ಬದಲಾಯಿಸಬಹುದು, ಇದು ಪರಿಸರ ವ್ಯವಸ್ಥೆಯ ಸ್ಥಿರತೆಯನ್ನು ಅಪಾಯಕ್ಕೆ ತಳ್ಳಬಹುದು.

ಉದಾಹರಣೆಗೆ, ಮಾನವರು ಕಾಡುಗಳನ್ನು ನಾಶಪಡಿಸಿದರೆ, ಅದು ಆ ಕಾಡುಗಳಲ್ಲಿ ವಾಸಿಸುವ ಜೀವಿಗಳ ಮೇಲೆ ಪರಿಣಾಮ ಬೀರುತ್ತದೆ. ಈ ಪರಿಣಾಮಗಳು ಚಿಕ್ಕದಾಗಿರಬಹುದು ಅಥವಾ ದೊಡ್ಡದಾಗಿರಬಹುದು, ಆದರೆ ಅವು ಯಾವಾಗಲೂ ಗಮನಾರ್ಹವಾಗಿರುತ್ತವೆ.

ಆರ್ಕೆಸ್ಟ್ರಾವನ್ನು ರೂಪಿಸುವ ವೈವಿಧ್ಯಮಯ ಜೀವಿಗಳು ಮತ್ತು ಅವುಗಳ ಪರಸ್ಪರ ಕ್ರಿಯೆಗಳು

ಪ್ರಕೃತಿಯು ಒಂದು ಸಂಕೀರ್ಣ ಮತ್ತು ಸುಂದರವಾದ ವ್ಯವಸ್ಥೆಯಾಗಿದೆ. ಇದು ವಿವಿಧ ಜೀವಿಗಳಿಂದ ಕೂಡಿದೆ, ಅವುಗಳು ಪರಸ್ಪರ ಸಂಬಂಧ ಹೊಂದಿವೆ. ಈ ಸಂಬಂಧಗಳನ್ನು "ಆರ್ಕೆಸ್ಟ್ರಾ" ಎಂದು ಹೋಲಿಸಬಹುದು. ಆರ್ಕೆಸ್ಟ್ರಾದಲ್ಲಿ ವಿವಿಧ ವಾದ್ಯಗಳು ಇರುತ್ತವೆ, ಅವುಗಳು ಒಟ್ಟಿಗೆ ಸಮತೋಲಿತ ಮತ್ತು ಸ್ಥಿರವಾದ ಧ್ವನಿಯನ್ನು ರಚಿಸುತ್ತವೆ. ಹಾಗೆಯೇ, ಪ್ರಕೃತಿಯಲ್ಲಿನ ವಿವಿಧ ಜೀವಿಗಳು ಒಟ್ಟಿಗೆ ಸಮತೋಲಿತ ಮತ್ತು ಸ್ಥಿರವಾದ ಪರಿಸರ ವ್ಯವಸ್ಥೆಯನ್ನು ರಚಿಸುತ್ತವೆ.

ಈ "ಆರ್ಕೆಸ್ಟ್ರಾ"ದಲ್ಲಿರುವ ಕೆಲವು ಪ್ರಮುಖ ಜೀವಿಗಳು ಈ ಕೆಳಗಿನಂತಿವೆ:

- ಸಸ್ಯಗಳು: ಸಸ್ಯಗಳು ಪ್ರಕೃತಿಯಲ್ಲಿನ ಜೀವನಕ್ಕೆ ಅತ್ಯಗತ್ಯವಾದ ಆಧಾರವನ್ನು ಒದಗಿಸುತ್ತವೆ. ಅವು ಆಹಾರ, ಆಶ್ರಯ ಮತ್ತು ಆಮ್ಲಜನಕವನ್ನು ಒದಗಿಸುತ್ತವೆ.

- ಪ್ರಾಣಿಗಳು: ಪ್ರಾಣಿಗಳು ಸಸ್ಯಗಳನ್ನು ತಿಂದು, ಆಹಾರ ಸರಪಳಿಯನ್ನು ನಡೆಸುತ್ತವೆ. ಅವು ಪರಾಗಸ್ಪರ್ಶ ಮತ್ತು ಬೀಜಸಹಿತತೆಯಂತಹ ಮುಖ್ಯ ಪರಿಸರ ಕಾರ್ಯಗಳನ್ನು ಸಹ ನಿರ್ವಹಿಸುತ್ತವೆ.

- ಸೂಕ್ಷ್ಮಜೀವಿಗಳು: ಸೂಕ್ಷ್ಮಜೀವಿಗಳು ಪ್ರಕೃತಿಯಲ್ಲಿನ ಅತ್ಯಂತ ಸಮೃದ್ಧ ಜೀವಿಗಳಾಗಿವೆ. ಅವು ಪೋಷಕಾಂಶಗಳ ಪರಿವರ್ತನೆ, ಮಣ್ಣಿನ ರಚನೆ ಮತ್ತು ರೋಗಗಳ ನಿಯಂತ್ರಣದಲ್ಲಿ ಪ್ರಮುಖ ಪಾತ್ರ ವಹಿಸುತ್ತವೆ.

ಈ ಜೀವಿಗಳ ನಡುವೆ ವಿವಿಧ ರೀತಿಯ ಪರಸ್ಪರ ಕ್ರಿಯೆಗಳು ನಡೆಯುತ್ತವೆ. ಈ ಪರಸ್ಪರ ಕ್ರಿಯೆಗಳು ಪ್ರಕೃತಿಯಲ್ಲಿನ ಸಮತೋಲನವನ್ನು ಕಾಪಾಡಿಕೊಳ್ಳಲು ಸಹಾಯ ಮಾಡುತ್ತವೆ.

ಕೆಲವು ಉದಾಹರಣೆಗಳು ಇಲ್ಲಿವೆ:

- ಸಸ್ಯಗಳು ಮತ್ತು ಪ್ರಾಣಿಗಳ ನಡುವಿನ ಪರಸ್ಪರ ಕ್ರಿಯೆಗಳು: ಸಸ್ಯಗಳು ಪ್ರಾಣಿಗಳಿಗೆ ಆಹಾರವನ್ನು ಒದಗಿಸುತ್ತವೆ, ಪ್ರಾಣಿಗಳು ಸಸ್ಯಗಳನ್ನು ಪರಾಗಸ್ಪರ್ಶ ಮಾಡಲು ಮತ್ತು ಬೀಜಗಳನ್ನು ಹರಡಲು ಸಹಾಯ ಮಾಡುತ್ತವೆ.

- ಸೂಕ್ಷ್ಮಜೀವಿಗಳು ಮತ್ತು ಸಸ್ಯಗಳ ನಡುವಿನ ಪರಸ್ಪರ ಕ್ರಿಯೆಗಳು: ಸೂಕ್ಷ್ಮಜೀವಿಗಳು ಸಸ್ಯಗಳಿಂದ ಬಿಡುಗಡೆಯಾಗುವ ರಾಸಾಯನಿಕಗಳನ್ನು ಬಳಸಿಕೊಂಡು ಪೋಷಕಾಂಶಗಳನ್ನು ಪರಿವರ್ತಿಸುತ್ತವೆ.

- ಸೂಕ್ಷ್ಮಜೀವಿಗಳು ಮತ್ತು ಪ್ರಾಣಿಗಳ ನಡುವಿನ ಪರಸ್ಪರ ಕ್ರಿಯೆಗಳು: ಸೂಕ್ಷ್ಮಜೀವಿಗಳು ಪ್ರಾಣಿಗಳ ಆರೋಗ್ಯವನ್ನು ಕಾಪಾಡಿಕೊಳ್ಳಲು ಸಹಾಯ ಮಾಡುತ್ತವೆ, ಪ್ರಾಣಿಗಳು ಸೂಕ್ಷ್ಮಜೀವಿಗಳಿಗೆ ಆಹಾರವನ್ನು ಒದಗಿಸುತ್ತವೆ.

ಈ ಪರಸ್ಪರ ಕ್ರಿಯೆಗಳು ಪ್ರಕೃತಿಯಲ್ಲಿನ ಸಮತೋಲನವನ್ನು ಕಾಪಾಡಿಕೊಳ್ಳಲು ಅತ್ಯಗತ್ಯವಾಗಿವೆ. ಈ ಪರಸ್ಪರ ಕ್ರಿಯೆಗಳಲ್ಲಿ ಯಾವುದೇ ಬದಲಾವಣೆಯು ಪರಿಸರ ವ್ಯವಸ್ಥೆಯ ಮೇಲೆ ಗಮನಾರ್ಹ ಪರಿಣಾಮ ಬೀರಬಹುದು.

ಸಂವೇದನೆಗಳು, ವರ್ತನೆಗಳು ಮತ್ತು ಸಂವಹನದಂತಹ ಪ್ರಮುಖ ವಾದ್ಯಗಳು ಸಿಂಫನಿಯನ್ನು ಹೇಗೆ ನಿಯಂತ್ರಿಸುತ್ತವೆ?

ಪ್ರಕೃತಿಯಲ್ಲಿನ ವಿವಿಧ ಜೀವಿಗಳು ಮತ್ತು ಪರಿಸರಗಳ ನಡುವಿನ ಸಂಕೀರ್ಣ ಸಂಬಂಧಗಳನ್ನು "ಆರ್ಕೆಸ್ಟ್ರಾ" ಎಂದು ಹೋಲಿಸಬಹುದು. ಈ ಸಂಬಂಧಗಳನ್ನು ನಿಯಂತ್ರಿಸುವಲ್ಲಿ ಮೂರು ಪ್ರಮುಖ ವಾದ್ಯಗಳಿವೆ:

- ಸಂವೇದನೆಗಳು: ಜೀವಿಗಳು ತಮ್ಮ ಪರಿಸರದಿಂದ ಮಾಹಿತಿಯನ್ನು ಪಡೆಯಲು ಸಂವೇದನೆಗಳನ್ನು ಬಳಸುತ್ತವೆ. ಈ ಮಾಹಿತಿಯು ಅವುಗಳ ವರ್ತನೆಯನ್ನು ನಿಯಂತ್ರಿಸಲು ಸಹಾಯ ಮಾಡುತ್ತದೆ.

- ವರ್ತನೆಗಳು: ಜೀವಿಗಳ ವರ್ತನೆಗಳು ಅವುಗಳ ಪರಿಸರದೊಂದಿಗೆ ಪರಸ್ಪರ ಕ್ರಿಯೆ ನಡೆಸಲು ಅವುಗಳಿಗೆ ಅನುವು ಮಾಡಿಕೊಡುತ್ತವೆ. ಈ ಪರಸ್ಪರ ಕ್ರಿಯೆಗಳು ಪ್ರಕೃತಿಯಲ್ಲಿನ ಸಮತೋಲನವನ್ನು ಕಾಪಾಡಿಕೊಳ್ಳಲು ಸಹಾಯ ಮಾಡುತ್ತವೆ.

- ಸಂವಹನ: ಜೀವಿಗಳು ಪರಸ್ಪರ ಮಾಹಿತಿಯನ್ನು ಹಂಚಿಕೊಳ್ಳಲು ಸಂವಹನವನ್ನು ಬಳಸುತ್ತವೆ. ಈ ಸಂವಹನವು ಪ್ರಕೃತಿಯಲ್ಲಿನ ಪರಸ್ಪರ ಕ್ರಿಯೆಗಳನ್ನು ನಿಯಂತ್ರಿಸಲು ಸಹಾಯ ಮಾಡುತ್ತದೆ.

ಸಂವೇದನೆಗಳು

ಸಂವೇದನೆಗಳು ಜೀವಿಗಳು ತಮ್ಮ ಪರಿಸರದಿಂದ ಮಾಹಿತಿಯನ್ನು ಪಡೆಯಲು ಅನುವು ಮಾಡಿಕೊಡುತ್ತವೆ. ಈ ಮಾಹಿತಿಯು ಜೀವಿಗಳಿಗೆ ತಮ್ಮ ಪರಿಸರವನ್ನು

ಅರ್ಥಮಾಡಿಕೊಳ್ಳಲು ಮತ್ತು ಅವುಗಳಿಗೆ ಅನುಗುಣವಾಗಿ ವರ್ತಿಸಲು ಸಹಾಯ ಮಾಡುತ್ತದೆ.

ಉದಾಹರಣೆಗೆ, ಹಕ್ಕಿಯು ತನ್ನ ಕಣ್ಣುಗಳು, ಕಿವಿಗಳು ಮತ್ತು ರೆಕ್ಕೆಗಳ ಮೂಲಕ ತನ್ನ ಪರಿಸರದಿಂದ ಮಾಹಿತಿಯನ್ನು ಪಡೆಯುತ್ತದೆ. ಈ ಮಾಹಿತಿಯು ಹಕ್ಕಿಗೆ ತನ್ನ ಆಹಾರವನ್ನು ಕಂಡುಹಿಡಿಯಲು, ತನ್ನ ಶತ್ರುಗಳನ್ನು ತಪ್ಪಿಸಲು ಮತ್ತು ತನ್ನ ಗೂಡನ್ನು ಕಟ್ಟಲು ಸಹಾಯ ಮಾಡುತ್ತದೆ.

ವರ್ತನೆಗಳು

ವರ್ತನೆಗಳು ಜೀವಿಗಳು ತಮ್ಮ ಪರಿಸರದೊಂದಿಗೆ ಪರಸ್ಪರ ಕ್ರಿಯೆ ನಡೆಸಲು ಅವುಗಳಿಗೆ ಅನುವು ಮಾಡಿಕೊಡುತ್ತವೆ. ಈ ಪರಸ್ಪರ ಕ್ರಿಯೆಗಳು ಪ್ರಕೃತಿಯಲ್ಲಿನ ಸಮತೋಲನವನ್ನು ಕಾಪಾಡಿಕೊಳ್ಳಲು ಸಹಾಯ ಮಾಡುತ್ತವೆ.

ಉದಾಹರಣೆಗೆ, ಹುಲ್ಲು ಹುಡುಗುಗಳು ಸೂರ್ಯನ ಬೆಳಕು ಮತ್ತು ನೀರಿನ ಮೇಲೆ ಅವಲಂಬಿತವಾಗಿವೆ. ಹುಲ್ಲು ಹುಡುಗುಗಳು ಸೂರ್ಯನ ಬೆಳಕನ್ನು ಬಳಸಿಕೊಂಡು ಆಹಾರವನ್ನು ತಯಾರಿಸುತ್ತವೆ ಮತ್ತು ನೀರನ್ನು ಬಳಸಿಕೊಂಡು ಆಹಾರವನ್ನು ಸಂಗ್ರಹಿಸುತ್ತವೆ.

ಸಂವಹನ

ಸಂವಹನ ಜೀವಿಗಳು ಪರಸ್ಪರ ಮಾಹಿತಿಯನ್ನು ಹಂಚಿಕೊಳ್ಳಲು ಅನುವು ಮಾಡಿಕೊಡುತ್ತದೆ. ಈ ಸಂವಹನವು ಪ್ರಕೃತಿಯಲ್ಲಿನ ಪರಸ್ಪರ ಕ್ರಿಯೆಗಳನ್ನು ನಿಯಂತ್ರಿಸಲು ಸಹಾಯ ಮಾಡುತ್ತದೆ.

ಉದಾಹರಣೆಗೆ, ಹಕ್ಕಿಗಳು ತಮ್ಮ ಗುಂಪುಗಳೊಂದಿಗೆ ಸಂವಹನ ನಡೆಸಲು ಹಾಡುಗಳನ್ನು ಬಳಸುತ್ತವೆ.

Chapter 2: The Opening Movement - Competition's Crescendo

ಅಧ್ಯಾಯ 2: ಆರಂಭಿಕ ಚಲನೆ - ಸ್ಪರ್ಧೆಯ ಏರಿಕೆ

ಸಂಪನ್ಮೂಲಗಳ ಸಂಗ್ರಹದಿಂದ ಪ್ರಾದೇಶಿಕತೆಯವರೆಗೆ ಸ್ಪರ್ಧೆಯ ಗತಿಸಂಚಲನ

ಸ್ಪರ್ಧೆಯು ಪ್ರಕೃತಿಯಲ್ಲಿ ಮತ್ತು ಸಮಾಜದಲ್ಲಿ ಕಂಡುಬರುವ ಒಂದು ಸಾಮಾನ್ಯ ಸಂಗತಿ. ಸ್ಪರ್ಧೆಯು ಎರಡು ಅಥವಾ ಹೆಚ್ಚಿನ ಜೀವಿಗಳು ಅಥವಾ ವ್ಯಕ್ತಿಗಳು ಒಂದೇ ಸಂಪನ್ಮೂಲ ಅಥವಾ ಸೌಲಭ್ಯಕ್ಕಾಗಿ ಹೋರಾಡುವಾಗ ಸಂಭವಿಸುತ್ತದೆ. ಸ್ಪರ್ಧೆಯು ಸಂಪನ್ಮೂಲಗಳ ಸಂಗ್ರಹ, ಪ್ರಾದೇಶಿಕತೆ ಮತ್ತು ಇತರ ಅಂಶಗಳ ಮೂಲಕ ಗತಿಸಂಚಲನಗೊಳ್ಳುತ್ತದೆ.

ಸಂಪನ್ಮೂಲಗಳ ಸಂಗ್ರಹ

ಸ್ಪರ್ಧೆಯು ಸಂಪನ್ಮೂಲಗಳ ಸಂಗ್ರಹದಿಂದ ಪ್ರಾರಂಭವಾಗುತ್ತದೆ. ಸಂಪನ್ಮೂಲಗಳು ಯಾವುದೇ ರೀತಿಯ ವಸ್ತುಗಳು ಅಥವಾ ಸೌಲಭ್ಯಗಳಾಗಿರಬಹುದು, ಅವು ಆಹಾರ, ನೀರು, ಆಶ್ರಯ, ಸಂಗಾತಿಗಳು ಅಥವಾ ಇತರ ಯಾವುದೇ ವಿಷಯಗಳಾಗಿರಬಹುದು. ಸಂಪನ್ಮೂಲಗಳಿಗೆ ಬೇಡಿಕೆಯು ಸ್ಪರ್ಧೆಯನ್ನು ಹೆಚ್ಚಿಸುತ್ತದೆ.

ಉದಾಹರಣೆಗೆ, ಎರಡು ಹಕ್ಕಿಗಳು ಒಂದೇ ಗಿಡದಲ್ಲಿ ಗೂಡು ಕಟ್ಟಲು ಪ್ರಯತ್ನಿಸಿದರೆ, ಅವುಗಳು ಸ್ಪರ್ಧಿಸುತ್ತವೆ. ಈ ಸ್ಪರ್ಧೆಯು ಹಕ್ಕಿಗಳ ನಡುವಿನ ಸಂಘರ್ಷಕ್ಕೆ ಕಾರಣವಾಗಬಹುದು.

ಪ್ರದೇಶೀಯತೆ

ಸ್ಪರ್ಧೆಯು ಪ್ರಾದೇಶಿಕತೆಗೆ ಕಾರಣವಾಗಬಹುದು. ಪ್ರಾದೇಶಿಕತೆಯು ಒಂದು ಜೀವಿ ಅಥವಾ ವ್ಯಕ್ತಿ ಒಂದು ನಿರ್ದಿಷ್ಟ ಪ್ರದೇಶವನ್ನು ತನ್ನದಾಗಿಸಿಕೊಳ್ಳಲು ಪ್ರಯತ್ನಿಸುವಾಗ ಸಂಭವಿಸುತ್ತದೆ. ಪ್ರಾದೇಶಿಕತೆಯು ಸ್ಪರ್ಧೆಯನ್ನು ಕಡಿಮೆ ಮಾಡಲು ಸಹಾಯ ಮಾಡುತ್ತದೆ.

ಉದಾಹರಣೆಗೆ, ಒಂದು ಹುಲಿ ತನ್ನ ಆಹಾರದ ಪ್ರದೇಶವನ್ನು ರಕ್ಷಿಸಲು ಪ್ರಯತ್ನಿಸುತ್ತದೆ. ಈ ಹುಲಿ ತನ್ನ ಪ್ರದೇಶದೊಳಗೆ ಇತರ ಹುಲಿಗಳಿಗೆ ಪ್ರವೇಶವನ್ನು ನಿರಾಕರಿಸುತ್ತದೆ.

ಸ್ಪರ್ಧೆಯ ಗತಿಸಂಚಲನ

ಸ್ಪರ್ಧೆಯು ಸಮಯಕ್ಕೆ ಅನುಗುಣವಾಗಿ ಗತಿಸಂಚಲನಗೊಳ್ಳುತ್ತದೆ. ಸ್ಪರ್ಧೆಯು ಸ್ಥಿರವಾಗಿರಬಹುದು, ಕಡಿಮೆಯಾಗಬಹುದು ಅಥವಾ ಹೆಚ್ಚಾಗಬಹುದು. ಸ್ಪರ್ಧೆಯ ಮಟ್ಟವು ಸಂಪನ್ಮೂಲಗಳ ಲಭ್ಯತೆ, ಸ್ಪರ್ಧಿಗಳ ಸಂಖ್ಯೆ ಮತ್ತು ಇತರ ಅಂಶಗಳ ಮೇಲೆ ಅವಲಂಬಿತವಾಗಿರುತ್ತದೆ.

ಉದಾಹರಣೆಗೆ, ಒಂದು ಹುಟ್ಟುಹಬ್ಬದ ಪಾರ್ಟಿಯಲ್ಲಿ, ಮಕ್ಕಳು ಆಟಿಕೆಗಳಿಗಾಗಿ ಸ್ಪರ್ಧಿಸುತ್ತಾರೆ. ಆಟಿಕೆಗಳ ಸಂಖ್ಯೆ ಹೆಚ್ಚಾದರೆ, ಸ್ಪರ್ಧೆಯು ಕಡಿಮೆಯಾಗುತ್ತದೆ.

ಸ್ಪರ್ಧೆಯ ಪರಿಣಾಮಗಳು

ಸ್ಪರ್ಧೆಯು ಹಲವಾರು ಪರಿಣಾಮಗಳನ್ನು ಹೊಂದಿರುತ್ತದೆ. ಸ್ಪರ್ಧೆಯು ಸ್ಪರ್ಧಿಗಳ ನಡುವಿನ ಸಂಘರ್ಷಕ್ಕೆ ಕಾರಣವಾಗಬಹುದು. ಸ್ಪರ್ಧೆಯು ಸ್ಪರ್ಧಿಗಳಲ್ಲಿ ಹೊಸ ರೀತಿಯ ವರ್ತನೆಗಳು ಮತ್ತು ಆಯ್ಕೆಗಳನ್ನು ರೂಪಿಸಬಹುದು.

ವಿವಿಧ ಪರಿಸರ ವ್ಯವಸ್ಥೆಗಳಲ್ಲಿ (ಸಸ್ಯಗಳು, ಪ್ರಾಣಿಗಳು, ಸೂಕ್ಷ್ಮಜೀವಿಗಳು) ಸ್ಪರ್ಧೆಯ ಉದಾಹರಣೆಗಳು

ಸ್ಪರ್ಧೆಯು ಪ್ರಕೃತಿಯಲ್ಲಿ ಒಂದು ಸಾಮಾನ್ಯ ಸಂಗತಿ. ಸ್ಪರ್ಧೆಯು ಎರಡು ಅಥವಾ ಹೆಚ್ಚಿನ ಜೀವಿಗಳು ಅಥವಾ ವ್ಯಕ್ತಿಗಳು ಒಂದೇ ಸಂಪನ್ಮೂಲ ಅಥವಾ ಸೌಲಭ್ಯಕ್ಕಾಗಿ ಹೋರಾಡುವಾಗ ಸಂಭವಿಸುತ್ತದೆ. ಸ್ಪರ್ಧೆಯು ವಿವಿಧ ರೂಪಗಳನ್ನು ತೆಗೆದುಕೊಳ್ಳಬಹುದು ಮತ್ತು ವಿವಿಧ ಪರಿಸರ ವ್ಯವಸ್ಥೆಗಳಲ್ಲಿ ಕಂಡುಬರುತ್ತದೆ.

ಸಸ್ಯಗಳಲ್ಲಿ ಸ್ಪರ್ಧೆ

ಸಸ್ಯಗಳಲ್ಲಿ ಸ್ಪರ್ಧೆಯು ಹೆಚ್ಚಿನ ಸಂದರ್ಭಗಳಲ್ಲಿ ಸಂಪನ್ಮೂಲಗಳಿಗೆ ಪ್ರವೇಶಕ್ಕಾಗಿ ಕಂಡುಬರುತ್ತದೆ. ಈ ಸಂಪನ್ಮೂಲಗಳು ಸೂರ್ಯನ ಬೆಳಕು, ನೀರು, ಪೋಷಕಾಂಶಗಳು ಮತ್ತು ಭೂಮಿಯನ್ನು ಒಳಗೊಂಡಿರಬಹುದು.

ಉದಾಹರಣೆಗೆ, ಎರಡು ಮರಗಳು ಒಂದೇ ಪ್ರದೇಶದಲ್ಲಿ ಬೆಳೆಯುತ್ತಿದ್ದರೆ, ಅವುಗಳು ಸೂರ್ಯನ ಬೆಳಕಿಗೆ ಪ್ರವೇಶಕ್ಕಾಗಿ ಸ್ಪರ್ಧಿಸುತ್ತವೆ. ಈ ಸ್ಪರ್ಧೆಯು ಮರಗಳ ಎತ್ತರವನ್ನು ಮತ್ತು ಆಕಾರವನ್ನು ಪ್ರಭಾವಿಸಬಹುದು.

ಸಸ್ಯಗಳು ಸ್ಪರ್ಧೆಯನ್ನು ತಪ್ಪಿಸಲು ಅಥವಾ ಕಡಿಮೆ ಮಾಡಲು ವಿವಿಧ ರೀತಿಯ ವರ್ತನೆಗಳನ್ನು ಅಭಿವೃದ್ಧಿಪಡಿಸಿವೆ. ಈ ವರ್ತನೆಗಳು ಸೂರ್ಯನ ಬೆಳಕನ್ನು ಹೆಚ್ಚು ಪಡೆಯಲು, ನೀರು ಮತ್ತು ಪೋಷಕಾಂಶಗಳನ್ನು ಹೆಚ್ಚು ಪಡೆಯಲು ಅಥವಾ ಇತರ ಸಸ್ಯಗಳಿಂದ ತಮ್ಮನ್ನು ರಕ್ಷಿಸಲು ಸಹಾಯ ಮಾಡುತ್ತವೆ.

ಉದಾಹರಣೆಗೆ, ಕೆಲವು ಮರಗಳು ಎತ್ತರವಾಗಿ ಬೆಳೆಯುತ್ತವೆ ಇದರಿಂದ ಅವುಗಳಿಗೆ ಹೆಚ್ಚು ಸೂರ್ಯನ ಬೆಳಕು ಸಿಗುತ್ತದೆ.

ಇತರ ಮರಗಳು ತಮ್ಮ ಎಲೆಗಳನ್ನು ಚಿಕ್ಕದಾಗಿ ಬೆಳೆಸುತ್ತವೆ ಇದರಿಂದ ಅವುಗಳ ಮೇಲೆ ಹೆಚ್ಚು ಸೂರ್ಯನ ಬೆಳಕು ಬೀಳುತ್ತದೆ.

ಪ್ರಾಣಿಗಳಲ್ಲಿ ಸ್ಪರ್ಧೆ

ಪ್ರಾಣಿಗಳಲ್ಲಿ ಸ್ಪರ್ಧೆಯು ಸಾಮಾನ್ಯವಾಗಿ ಆಹಾರ, ನೀರು, ಆಶ್ರಯ ಮತ್ತು ಸಂಗಾತಿಯಂತಹ ಸಂಪನ್ಮೂಲಗಳಿಗೆ ಪ್ರವೇಶಕ್ಕಾಗಿ ಕಂಡುಬರುತ್ತದೆ.

ಉದಾಹರಣೆಗೆ, ಎರಡು ಸಿಂಹಗಳು ಒಂದೇ ಪ್ರದೇಶದಲ್ಲಿ ಬೇಟೆಯಾಡುತ್ತಿದ್ದರೆ, ಅವುಗಳು ಆಹಾರಕ್ಕಾಗಿ ಸ್ಪರ್ಧಿಸುತ್ತವೆ. ಈ ಸ್ಪರ್ಧೆಯು ಸಿಂಹಗಳ ನಡುವಿನ ಸಂಘರ್ಷಕ್ಕೆ ಕಾರಣವಾಗಬಹುದು.

ಪ್ರಾಣಿಗಳು ಸ್ಪರ್ಧೆಯನ್ನು ತಪ್ಪಿಸಲು ಅಥವಾ ಕಡಿಮೆ ಮಾಡಲು ವಿವಿಧ ರೀತಿಯ ವರ್ತನೆಗಳನ್ನು ಅಭಿವೃದ್ಧಿಪಡಿಸಿವೆ. ಈ ವರ್ತನೆಗಳು ಆಹಾರವನ್ನು ಹೆಚ್ಚು ಪಡೆಯಲು, ನೀರು ಮತ್ತು ಆಶ್ರಯವನ್ನು ಹೆಚ್ಚು ಪಡೆಯಲು ಅಥವಾ ಇತರ ಪ್ರಾಣಿಗಳಿಂದ ತಮ್ಮನ್ನು ರಕ್ಷಿಸಲು ಸಹಾಯ ಮಾಡುತ್ತವೆ.

ಸ್ಪರ್ಧಾತ್ಮಕ ಕಾರ್ಯತಂತ್ರಗಳನ್ನು ರೂಪಿಸುವ ವಿಕಾಸಾತ್ಮಕ ಹೊಂದಾವಣೆಗಳು

ಪರಿಚಯ

ಪ್ರಪಂಚದಾದ್ಯಂತದ ಕಂಪನಿಗಳು ಸ್ಪರ್ಧಾತ್ಮಕ ಅನುಕೂಲವನ್ನು ಪಡೆಯಲು ಹೋರಾಡುತ್ತಿವೆ. ಈ ಹೋರಾಟದಲ್ಲಿ, ವಿಕಾಸಾತ್ಮಕ ಹೊಂದಾವಣೆಗಳು ನಿರ್ಣಾಯಕ ಪಾತ್ರವನ್ನು ವಹಿಸುತ್ತವೆ. ವಿಕಾಸಾತ್ಮಕ ಹೊಂದಾವಣೆಗಳು ಎಂದರೆ ಒಂದು ಸಂಸ್ಥೆಯು ತನ್ನ ಪರಿಸರಕ್ಕೆ ಹೊಂದಿಕೊಳ್ಳುವ ಸಾಮರ್ಥ್ಯ. ಈ ಹೊಂದಾವಣೆಗಳು ಕಂಪನಿಯ ಉತ್ಪನ್ನಗಳು, ಸೇವೆಗಳು, ವ್ಯವಸ್ಥೆಗಳು ಮತ್ತು ಪ್ರಕ್ರಿಯೆಗಳನ್ನು ಒಳಗೊಂಡಿರಬಹುದು.

ಈ ಲೇಖನವು ಸ್ಪರ್ಧಾತ್ಮಕ ಕಾರ್ಯತಂತ್ರಗಳನ್ನು ರೂಪಿಸುವಲ್ಲಿ ವಿಕಾಸಾತ್ಮಕ ಹೊಂದಾವಣೆಗಳ ಪಾತ್ರವನ್ನು ಚರ್ಚಿಸುತ್ತದೆ. ಮೊದಲು, ವಿಕಾಸಾತ್ಮಕ ಹೊಂದಾವಣೆಗಳ ಮೂಲಭೂತ ಅಂಶಗಳನ್ನು ನಾವು ಪರಿಶೀಲಿಸುತ್ತೇವೆ. ನಂತರ, ವಿಕಾಸಾತ್ಮಕ ಹೊಂದಾವಣೆಗಳನ್ನು ಬಳಸಿಕೊಂಡು ಸ್ಪರ್ಧಾತ್ಮಕ ಕಾರ್ಯತಂತ್ರಗಳನ್ನು ರೂಪಿಸುವ ವಿವಿಧ ಮಾರ್ಗಗಳನ್ನು ನಾವು ಪರಿಶೀಲಿಸುತ್ತೇವೆ.

ವಿಕಾಸಾತ್ಮಕ ಹೊಂದಾವಣೆಗಳ ಮೂಲಭೂತ ಅಂಶಗಳು

ವಿಕಾಸಾತ್ಮಕ ಹೊಂದಾವಣೆಗಳು ಎರಡು ಪ್ರಮುಖ ಅಂಶಗಳನ್ನು ಒಳಗೊಂಡಿವೆ:

- ಸಂವೇದನೆ: ಸಂಸ್ಥೆಯು ತನ್ನ ಪರಿಸರದಲ್ಲಿನ ಬದಲಾವಣೆಗಳನ್ನು ಗುರುತಿಸುವ ಸಾಮರ್ಥ್ಯ.

- ಸಂವಹನ: ಸಂಸ್ಥೆಯು ಈ ಬದಲಾವಣೆಗಳನ್ನು ತನ್ನ ಉದ್ದೇಶಗಳು ಮತ್ತು ಗುರಿಗಳಿಗೆ ಹೊಂದಿಕೊಳ್ಳಲು ಬಳಸುವ ಸಾಮರ್ಥ್ಯ.

ಸಂವೇದನೆಯನ್ನು ಹೆಚ್ಚಿಸಲು, ಸಂಸ್ಥೆಗಳು ತಮ್ಮ ಪರಿಸರದ ಬಗ್ಗೆ ನಿರಂತರವಾಗಿ ಗಮನ ಹರಿಸಬೇಕು. ಇದು ಮಾರುಕಟ್ಟೆ ಸಂಶೋಧನೆ, ಗ್ರಾಹಕ ಸಂಪರ್ಕ ಮತ್ತು ಪ್ರತಿಸ್ಪರ್ಧಿ ವಿಶ್ಲೇಷಣೆಗಳನ್ನು ಒಳಗೊಂಡಿರಬಹುದು. ಸಂವಹನವನ್ನು ಸುಧಾರಿಸಲು, ಸಂಸ್ಥೆಗಳು ತಮ್ಮ ಉದ್ಯೋಗಿಗಳು ಮತ್ತು ನಿರ್ಧಾರ ತೆಗೆದುಕೊಳ್ಳುವವರ ನಡುವೆ ಮಾಹಿತಿಯನ್ನು ಪರಿಣಾಮಕಾರಿಯಾಗಿ ಹಂಚಿಕೊಳ್ಳುವ ವ್ಯವಸ್ಥೆಗಳನ್ನು ಅಭಿವೃದ್ಧಿಪಡಿಸಬೇಕು.

ವಿಕಾಸಾತ್ಮಕ ಹೊಂದಾವಣೆಗಳನ್ನು ಬಳಸಿಕೊಂಡು ಸ್ಪರ್ಧಾತ್ಮಕ ಕಾರ್ಯತಂತ್ರಗಳನ್ನು ರೂಪಿಸುವುದು

ವಿಕಾಸಾತ್ಮಕ ಹೊಂದಾವಣೆಗಳನ್ನು ಬಳಸಿಕೊಂಡು ಸ್ಪರ್ಧಾತ್ಮಕ ಕಾರ್ಯತಂತ್ರಗಳನ್ನು ರೂಪಿಸಲು ಹಲವಾರು ಮಾರ್ಗಗಳಿವೆ. ಕೆಲವು ಸಾಮಾನ್ಯ ತಂತ್ರಗಳು ಇಲ್ಲಿವೆ:

- ಉತ್ಪನ್ನ ಅಥವಾ ಸೇವೆಯನ್ನು ನವೀಕರಿಸುವುದು: ಸಂಸ್ಥೆಗಳು ತಮ್ಮ ಉತ್ಪನ್ನಗಳು ಅಥವಾ ಸೇವೆಗಳನ್ನು ಹೊಸ ತಂತ್ರಜ್ಞಾನಗಳು ಅಥವಾ ಬೇಡಿಕೆಯ ಬದಲಾವಣೆಗಳಿಗೆ ಹೊಂದಿಕೊಳ್ಳುವಂತೆ ಮಾಡಬಹುದು.

Chapter 3: The Interlude - Cooperation's Harmony

ಅಧ್ಯಾಯ 3: ಮಧ್ಯಂತರ - ಸಹಕಾರದ ಸಾಮರಸ್ಯ

ಸಹಕಾರದ ಪರಿಕಲ್ಪನೆ ಮತ್ತು ಅದು ಜೀವನ ಉಳಿಸುವಿಕೆ ಮತ್ತು ಸಂತಾನೋತ್ಪತ್ತಿಗೆ ಉಂಟುಮಾಡುವ ಪ್ರಯೋಜನಗಳು

ಪರಿಚಯ

ಸಹಕಾರ ಎಂದರೆ ಎರಡು ಅಥವಾ ಹೆಚ್ಚಿನ ವ್ಯಕ್ತಿಗಳು ಅಥವಾ ಸಂಸ್ಥೆಗಳು ಒಟ್ಟಾಗಿ ಕೆಲಸ ಮಾಡುವುದು, ಸಾಮಾನ್ಯ ಗುರಿಯನ್ನು ಸಾಧಿಸಲು. ಸಹಕಾರವು ನೈಸರ್ಗಿಕ ಪ್ರಪಂಚದಲ್ಲಿ ಹಲವಾರು ರೂಪಗಳನ್ನು ತೆಗೆದುಕೊಳ್ಳುತ್ತದೆ, ಜೀವಿಗಳು ಪರಸ್ಪರ ಸಹಾಯ ಮಾಡುವುದು ಮತ್ತು ಪರಸ್ಪರ ಸಂಪನ್ಮೂಲಗಳನ್ನು ಹಂಚಿಕೊಳ್ಳುವುದು.

ಈ ಲೇಖನವು ಸಹಕಾರದ ಪರಿಕಲ್ಪನೆಯನ್ನು ಪರಿಚಯಿಸುತ್ತದೆ ಮತ್ತು ಅದು ಜೀವನ ಉಳಿಸುವಿಕೆ ಮತ್ತು ಸಂತಾನೋತ್ಪತ್ತಿಗೆ ಉಂಟುಮಾಡುವ ಪ್ರಯೋಜನಗಳನ್ನು ವಿವರಿಸುತ್ತದೆ.

ಸಹಕಾರದ ಪ್ರಕಾರಗಳು

ನೈಸರ್ಗಿಕ ಪ್ರಪಂಚದಲ್ಲಿ, ಸಹಕಾರವು ವಿವಿಧ ರೂಪಗಳನ್ನು ತೆಗೆದುಕೊಳ್ಳುತ್ತದೆ. ಕೆಲವು ಸಾಮಾನ್ಯ ರೂಪಗಳು ಇಲ್ಲಿವೆ:

- ಸಹಬಾಳ್ವೆ: ಎರಡು ಅಥವಾ ಹೆಚ್ಚಿನ ಜೀವಿಗಳು ಒಂದೇ ಪರಿಸರದಲ್ಲಿ ವಾಸಿಸುವುದು ಮತ್ತು ಪರಸ್ಪರ ಸಂಪನ್ಮೂಲಗಳನ್ನು ಹಂಚಿಕೊಳ್ಳುವುದು. ಉದಾಹರಣೆಗೆ, ಮರಗಳ ಮೇಲೆ ಬದುಕುವ ಹಲವಾರು ಜಾತಿಯ ಹಕ್ಕಿಗಳು ಮತ್ತು ಕೀಟಗಳು.

- ಸಹಕಾರ ಬೇಟೆ: ಎರಡು ಅಥವಾ ಹೆಚ್ಚಿನ ಜೀವಿಗಳು ಒಟ್ಟಾಗಿ ಬೇಟೆಯಾಡುವುದು. ಉದಾಹರಣೆಗೆ, ಚಿರತೆಗಳು ಮತ್ತು ಹುಲಿಗಳು.

- ಸಹಕಾರ ನಿರ್ಮಾಣ: ಎರಡು ಅಥವಾ ಹೆಚ್ಚಿನ ಜೀವಿಗಳು ಒಟ್ಟಾಗಿ ಗೂಡು ಅಥವಾ ಇತರ ರಚನೆಯನ್ನು ನಿರ್ಮಿಸುವುದು. ಉದಾಹರಣೆಗೆ, ಹಣ್ಣುಗೊಂಬೆಗಳು ಮತ್ತು ಹಕ್ಕಿಗಳು.

- ಸಹಕಾರ ಸಂತಾನೋತ್ಪತ್ತಿ: ಎರಡು ಅಥವಾ ಹೆಚ್ಚಿನ ಜೀವಿಗಳು ಒಟ್ಟಾಗಿ ಸಂತಾನೋತ್ಪತ್ತಿ ಮಾಡುವುದು. ಉದಾಹರಣೆಗೆ, ಹಲವಾರು ಜಾತಿಯ ಮೀನುಗಳು.

ಸಹಕಾರದ ಪ್ರಯೋಜನಗಳು

ಸಹಕಾರವು ಜೀವನ ಉಳಿಸುವಿಕೆ ಮತ್ತು ಸಂತಾನೋತ್ಪತ್ತಿಗೆ ಅನೇಕ ಪ್ರಯೋಜನಗಳನ್ನು ನೀಡುತ್ತದೆ. ಕೆಲವು ಪ್ರಮುಖ ಪ್ರಯೋಜನಗಳು ಇಲ್ಲಿವೆ:

- ಸಂಪನ್ಮೂಲಗಳ ಹೆಚ್ಚಿನ ಪರಿಣಾಮಕಾರಿ ಬಳಕೆ: ಸಹಕಾರವು ಜೀವಿಗಳು ಪರಸ್ಪರ ಸಂಪನ್ಮೂಲಗಳನ್ನು ಹಂಚಿಕೊಳ್ಳಲು ಅನುವು ಮಾಡಿಕೊಡುತ್ತದೆ. ಇದು ಸಂಪನ್ಮೂಲಗಳ ಹೆಚ್ಚಿನ

ಪರಿಣಾಮಕಾರಿ ಬಳಕೆಗೆ ಕಾರಣವಾಗುತ್ತದೆ, ಇದು ಜೀವನ ಉಳಿಸುವಿಕೆಗೆ ಸಹಾಯ ಮಾಡುತ್ತದೆ.

- ಅಪಾಯಗಳ ವಿರುದ್ಧ ರಕ್ಷಣೆ: ಸಹಕಾರವು ಜೀವಿಗಳು ಅಪಾಯಗಳ ವಿರುದ್ಧ ರಕ್ಷಣೆ ಪಡೆಯಲು ಅನುವು ಮಾಡಿಕೊಡುತ್ತದೆ. ಉದಾಹರಣೆಗೆ, ಸಹಬಾಳ್ವೆಯಲ್ಲಿ, ಒಂದು ಜೀವಿ ಅಪಾಯದಲ್ಲಿದ್ದರೆ, ಇತರ ಜೀವಿಗಳು ಅದನ್ನು ರಕ್ಷಿಸಲು ಸಹಾಯ ಮಾಡಬಹುದು.

ವಿವಿಧ ಟ್ಯಾಕ್ಸಾಗಳಾದ ಸ್ವಚ್ಛಗೊಳಿಸುವ ಮೀನುಗಳು ಮತ್ತು ಶಾರ್ಕ್‌ಗಳು, ಸಾಮಾಜಿಕ ಕೀಟಗಳು ಇತ್ಯಾದಿಗಳಲ್ಲಿ ಸಹಕಾರದ ಉದಾಹರಣೆಗಳು

ಸಹಕಾರವು ನೈಸರ್ಗಿಕ ಪ್ರಪಂಚದಲ್ಲಿ ವ್ಯಾಪಕವಾಗಿ ಕಂಡುಬರುವ ವಿದ್ಯಮಾನವಾಗಿದೆ. ಇದು ವಿವಿಧ ಟ್ಯಾಕ್ಸಾಗಳಲ್ಲಿ ಕಂಡುಬರುತ್ತದೆ, ಜೀವಿಗಳು ಒಟ್ಟಾಗಿ ಕೆಲಸ ಮಾಡುವುದು ಮತ್ತು ಪರಸ್ಪರ ಪ್ರಯೋಜನವನ್ನು ಪಡೆಯುವುದು.

ಸ್ವಚ್ಛಗೊಳಿಸುವ ಮೀನುಗಳು ಮತ್ತು ಶಾರ್ಕ್‌ಗಳು

ಸ್ವಚ್ಛಗೊಳಿಸುವ ಮೀನುಗಳು ಶಾರ್ಕ್‌ಗಳು ಮತ್ತು ಇತರ ದೊಡ್ಡ ಮೀನುಗಳ ಶರೀರದ ಮೇಲೆ ವಾಸಿಸುವ ಚಿಕ್ಕ ಮೀನುಗಳಾಗಿವೆ. ಅವರು ಶಾರ್ಕ್‌ಗಳ ತೊಗಲಿನ ಮೇಲಿನ ಪರಾವಲಂಬಿಗಳನ್ನು ತಿನ್ನುವ ಮೂಲಕ ಶಾರ್ಕ್‌ಗಳಿಗೆ ಸಹಾಯ ಮಾಡುತ್ತಾರೆ. ಈ ಪರಾವಲಂಬಿಗಳು ಶಾರ್ಕ್‌ಗಳಿಗೆ ಅನಾರೋಗ್ಯಕ್ಕೆ ಕಾರಣವಾಗಬಹುದು, ಆದ್ದರಿಂದ ಸ್ವಚ್ಛಗೊಳಿಸುವ ಮೀನುಗಳು ಶಾರ್ಕ್‌ಗಳ ಆರೋಗ್ಯವನ್ನು ಉತ್ತಮವಾಗಿರಿಸಲು ಸಹಾಯ ಮಾಡುತ್ತವೆ.

ಸಾಮಾಜಿಕ ಕೀಟಗಳು

ಸಾಮಾಜಿಕ ಕೀಟಗಳು, ಉದಾಹರಣೆಗೆ ಮರಂಗೋಲಿಗಳು ಮತ್ತು ಜೇನುಗಳು, ಸಂಕೀರ್ಣ ಸಾಮಾಜಿಕ ವ್ಯವಸ್ಥೆಗಳನ್ನು ರೂಪಿಸುವ ಕೀಟಗಳಾಗಿವೆ. ಈ ವ್ಯವಸ್ಥೆಗಳಲ್ಲಿ, ಕೀಟಗಳು ಒಟ್ಟಾಗಿ ಕೆಲಸ ಮಾಡುತ್ತವೆ, ಗೂಡುಗಳನ್ನು ನಿರ್ಮಿಸುವುದು, ಆಹಾರವನ್ನು ಹುಡುಕುವುದು ಮತ್ತು ಸಂತಾನೋತ್ಪತ್ತಿ ಮಾಡುವುದು ಸೇರಿದಂತೆ ಅನೇಕ ಕಾರ್ಯಗಳನ್ನು ನಿರ್ವಹಿಸುತ್ತವೆ.

ಜೇನುಗಳು

ಸಹಕಾರದ ಪ್ರಯೋಜನಗಳು

ಸಹಕಾರವು ಜೀವಿಗಳಿಗೆ ಅನೇಕ ಪ್ರಯೋಜನಗಳನ್ನು ನೀಡುತ್ತದೆ. ಕೆಲವು ಪ್ರಮುಖ ಪ್ರಯೋಜನಗಳು ಇಲ್ಲಿವೆ:

- ಸಂಪನ್ಮೂಲಗಳ ಹೆಚ್ಚಿನ ಪರಿಣಾಮಕಾರಿ ಬಳಕೆ: ಸಹಕಾರವು ಜೀವಿಗಳು ಪರಸ್ಪರ ಸಂಪನ್ಮೂಲಗಳನ್ನು ಹಂಚಿಕೊಳ್ಳಲು ಅನುವು ಮಾಡಿಕೊಡುತ್ತದೆ. ಇದು ಸಂಪನ್ಮೂಲಗಳ ಹೆಚ್ಚಿನ ಪರಿಣಾಮಕಾರಿ ಬಳಕೆಗೆ ಕಾರಣವಾಗುತ್ತದೆ, ಇದು ಜೀವನ ಉಳಿಸುವಿಕೆಗೆ ಸಹಾಯ ಮಾಡುತ್ತದೆ.

- ಅಪಾಯಗಳ ವಿರುದ್ಧ ರಕ್ಷಣೆ: ಸಹಕಾರವು ಜೀವಿಗಳು ಅಪಾಯಗಳ ವಿರುದ್ಧ ರಕ್ಷಣೆ ಪಡೆಯಲು ಅನುವು ಮಾಡಿಕೊಡುತ್ತದೆ. ಉದಾಹರಣೆಗೆ, ಸಹಬಾಳ್ವೆಯಲ್ಲಿ, ಒಂದು ಜೀವಿ ಅಪಾಯದಲ್ಲಿದ್ದರೆ, ಇತರ ಜೀವಿಗಳು ಅದನ್ನು ರಕ್ಷಿಸಲು ಸಹಾಯ ಮಾಡಬಹುದು.

- ಸಂತಾನೋತ್ಪತ್ತಿ ಸಾಧ್ಯತೆ ಹೆಚ್ಚಳ: ಸಹಕಾರವು ಜೀವಿಗಳ ಸಂತಾನೋತ್ಪತ್ತಿ ಸಾಧ್ಯತೆಯನ್ನು ಹೆಚ್ಚಿಸಬಹುದು.

ಸಹಕಾರ ಗುಂಪುಗಳ ಒಳಗೆ ಸಂವಹನ ಮತ್ತು ಸಮನ್ವಯದ ವ್ಯವಸ್ಥೆಗಳನ್ನು ವಿಶ್ಲೇಷಿಸುತ್ತದೆ

ಪರಿಚಯ

ಸಹಕಾರ ಗುಂಪುಗಳು ಎಂದರೆ ಜನರು ಒಟ್ಟಾಗಿ ಕೆಲಸ ಮಾಡುವ ಮತ್ತು ಪರಸ್ಪರ ಸಹಾಯ ಮಾಡುವ ಗುಂಪುಗಳು. ಈ ಗುಂಪುಗಳು ಉದ್ಯಮಗಳು, ಸರ್ಕಾರಗಳು, ಸಾಮಾಜಿಕ ಸಂಘಗಳು ಮತ್ತು ಕುಟುಂಬಗಳು ಸೇರಿದಂತೆ ವಿವಿಧ ಸಂದರ್ಭಗಳಲ್ಲಿ ಕಂಡುಬರುತ್ತವೆ.

ಸಹಕಾರ ಗುಂಪುಗಳು ಪರಿಣಾಮಕಾರಿಯಾಗಿ ಕಾರ್ಯನಿರ್ವಹಿಸಲು, ಅವರ ಸದಸ್ಯರ ನಡುವೆ ಪರಿಣಾಮಕಾರಿ ಸಂವಹನ ಮತ್ತು ಸಮನ್ವಯದ ವ್ಯವಸ್ಥೆಗಳ ಅಗತ್ಯವಿದೆ. ಈ ವ್ಯವಸ್ಥೆಗಳು ಸದಸ್ಯರಿಗೆ ಪರಸ್ಪರ ಮಾಹಿತಿಯನ್ನು ಹಂಚಿಕೊಳ್ಳಲು ಮತ್ತು ತಮ್ಮ ಕಾರ್ಯಗಳನ್ನು ಸಮನ್ವಯಗೊಳಿಸಲು ಅನುವು ಮಾಡಿಕೊಡುತ್ತವೆ.

ಈ ಲೇಖನವು ಸಹಕಾರ ಗುಂಪುಗಳ ಒಳಗೆ ಸಂವಹನ ಮತ್ತು ಸಮನ್ವಯದ ವ್ಯವಸ್ಥೆಗಳನ್ನು ವಿಶ್ಲೇಷಿಸುತ್ತದೆ. ನಾವು ಈ ವ್ಯವಸ್ಥೆಗಳ ಮೂಲಭೂತ ಅಂಶಗಳನ್ನು ಪರಿಶೀಲಿಸುತ್ತೇವೆ ಮತ್ತು ಅವುಗಳನ್ನು ಹೇಗೆ ಸುಧಾರಿಸಬಹುದು ಎಂಬುದರ ಕುರಿತು ಕೆಲವು ಸಲಹೆಗಳನ್ನು ನೀಡುತ್ತೇವೆ.

ಸಂವಹನ

ಸಹಕಾರ ಗುಂಪುಗಳಲ್ಲಿ, ಸಂವಹನವು ಅತ್ಯಗತ್ಯವಾದ ಸಾಧನವಾಗಿದೆ. ಇದು ಸದಸ್ಯರಿಗೆ ಪರಸ್ಪರ ಮಾಹಿತಿಯನ್ನು ಹಂಚಿಕೊಳ್ಳಲು ಮತ್ತು ತಮ್ಮ ಕಾರ್ಯಗಳನ್ನು ಸಮನ್ವಯಗೊಳಿಸಲು ಅನುವು ಮಾಡಿಕೊಡುತ್ತದೆ.

ಸಹಕಾರ ಗುಂಪುಗಳಲ್ಲಿ ಸಂವಹನದ ಮೂಲಭೂತ ಅಂಶಗಳು ಇಲ್ಲಿವೆ:

- ಪಾರದರ್ಶಕತೆ: ಸದಸ್ಯರು ಪರಸ್ಪರ ಮಾಹಿತಿಯನ್ನು ಹಂಚಿಕೊಳ್ಳುವುದು ಮುಖ್ಯವಾಗಿದೆ. ಇದು ಸದಸ್ಯರಿಗೆ ತಮ್ಮ ಕೆಲಸದ ಮೇಲೆ ಸಂಪೂರ್ಣ ತಿಳುವಳಿಕೆ ಹೊಂದಲು ಮತ್ತು ಯಾವುದೇ ಸಮಸ್ಯೆಗಳನ್ನು ಪರಿಹರಿಸಲು ಸಹಾಯ ಮಾಡುತ್ತದೆ.
- ನಿಖರತೆ: ಸಂವಹನವು ನಿಖರವಾಗಿರಬೇಕು. ಸದಸ್ಯರು ತಪ್ಪು ಮಾಹಿತಿಯನ್ನು ಹಂಚಿಕೊಳ್ಳುವುದು ಗುಂಪಿನ ಯಶಸ್ಸಿಗೆ ಹಾನಿಯನ್ನುಂಟುಮಾಡಬಹುದು.
- ಸಮಯೋಚಿತತೆ: ಸಂವಹನವು ಸಮಯೋಚಿತವಾಗಿರಬೇಕು. ಸದಸ್ಯರು ತಡವಾಗಿ ಮಾಹಿತಿಯನ್ನು ಪಡೆಯುವುದು ಅವರ ಕೆಲಸವನ್ನು ಕಷ್ಟಕರಗೊಳಿಸಬಹುದು.
- ಪ್ರಮಾಣಿಕತೆ: ಸಂವಹನವು ಪ್ರಮಾಣಿಕವಾಗಿರಬೇಕು. ಸದಸ್ಯರು ಒಬ್ಬರಿಗೊಬ್ಬರು ಸತ್ಯವನ್ನು ಹೇಳಬೇಕು, ಆದಾಗ್ಯೂ ದುಃಖಕರ ಅಥವಾ ಅಸ್ವಸ್ಥತೆಯನ್ನುಂಟುಮಾಡುವ ಮಾಹಿತಿಯನ್ನು ಹಂಚಿಕೊಳ್ಳುವುದನ್ನು ತಪ್ಪಿಸಬೇಕು.

Chapter 4: The Scherzo - Mutualism's Dance

ಅಧ್ಯಾಯ 4: ಸ್ಕೆರ್ಜೋ - ಪರಸ್ಪರತೆಯ ನೃತ್ಯ

ಪರಸ್ಪರತೆಯ ಸಂಕೀರ್ಣ ಸಂಬಂಧಗಳನ್ನು ಅನ್ವೇಷಿಸುತ್ತದೆ, ಇದರಲ್ಲಿ ಎರಡೂ ಪಕ್ಷಗಳು ಪ್ರಯೋಜನ ಪಡೆಯುತ್ತವೆ

ಪರಿಚಯ

ಪರಸ್ಪರತೆ ಎಂದರೆ ಎರಡು ಅಥವಾ ಹೆಚ್ಚು ವ್ಯಕ್ತಿಗಳು ಅಥವಾ ಗುಂಪುಗಳು ಪರಸ್ಪರ ಪ್ರಯೋಜನವನ್ನು ಪಡೆಯುವ ಸಂಬಂಧ. ಈ ಸಂಬಂಧಗಳು ನೈಸರ್ಗಿಕ ಪ್ರಪಂಚದಲ್ಲಿ ಮತ್ತು ಮಾನವ ಸಮಾಜದಲ್ಲಿ ಹಲವಾರು ರೂಪಗಳನ್ನು ತೆಗೆದುಕೊಳ್ಳುತ್ತವೆ.

ಈ ಲೇಖನವು ಪರಸ್ಪರತೆಯ ಸಂಕೀರ್ಣ ಸಂಬಂಧಗಳನ್ನು ಅನ್ವೇಷಿಸುತ್ತದೆ. ನಾವು ಈ ಸಂಬಂಧಗಳ ಮೂಲಭೂತ ಅಂಶಗಳನ್ನು ಪರಿಶೀಲಿಸುತ್ತೇವೆ ಮತ್ತು ಅವುಗಳನ್ನು ಹೇಗೆ ರಚಿಸಬಹುದು ಮತ್ತು ನಿರ್ವಹಿಸಬಹುದು ಎಂಬುದರ ಕುರಿತು ಕೆಲವು ಸಲಹೆಗಳನ್ನು ನೀಡುತ್ತೇವೆ.

ಪರಸ್ಪರತೆಯ ವಿಧಗಳು

ಪರಸ್ಪರತೆಯು ವಿವಿಧ ರೂಪಗಳನ್ನು ತೆಗೆದುಕೊಳ್ಳಬಹುದು. ಕೆಲವು ಸಾಮಾನ್ಯ ರೂಪಗಳು ಇಲ್ಲಿವೆ:

- ಸಹಕಾರ: ಎರಡು ಅಥವಾ ಹೆಚ್ಚು ವ್ಯಕ್ತಿಗಳು ಅಥವಾ ಗುಂಪುಗಳು ಒಟ್ಟಾಗಿ ಕೆಲಸ ಮಾಡುತ್ತವೆ, ಒಟ್ಟಾಗಿ ಒಂದು ಸಾಮಾನ್ಯ ಗುರಿಯನ್ನು ಸಾಧಿಸಲು.

- ಸಹಬಾಳ್ವೆ: ಎರಡು ಅಥವಾ ಹೆಚ್ಚು ಜೀವಿಗಳು ಒಂದೇ ಪರಿಸರದಲ್ಲಿ ವಾಸಿಸುತ್ತವೆ ಮತ್ತು ಪರಸ್ಪರ ಸಂಪನ್ಮೂಲಗಳನ್ನು ಹಂಚಿಕೊಳ್ಳುತ್ತವೆ.

- ಸಹಾಯ: ಒಂದು ವ್ಯಕ್ತಿ ಅಥವಾ ಗುಂಪು ಇನ್ನೊಂದು ವ್ಯಕ್ತಿಗೆ ಅಥವಾ ಗುಂಪಿಗೆ ಸಹಾಯ ಮಾಡುತ್ತದೆ, ಯಾವುದೇ ನಿರೀಕ್ಷೆಯಿಲ್ಲದೆ.

ಪರಸ್ಪರತೆಯ ಪ್ರಯೋಜನಗಳು

ಪರಸ್ಪರತೆಯು ಎರಡೂ ಪಕ್ಷಗಳಿಗೆ ಪ್ರಯೋಜನವನ್ನು ನೀಡುತ್ತದೆ. ಈ ಪ್ರಯೋಜನಗಳು ಭೌತಿಕ, ಮಾನಸಿಕ ಅಥವಾ ಸಾಮಾಜಿಕವಾಗಿರಬಹುದು.

ಕೆಲವು ಸಾಮಾನ್ಯ ಪ್ರಯೋಜನಗಳು ಇಲ್ಲಿವೆ:

- ಸಂಪನ್ಮೂಲಗಳ ಹೆಚ್ಚಿನ ಪರಿಣಾಮಕಾರಿ ಬಳಕೆ: ಪರಸ್ಪರತೆಯು ಎರಡು ಅಥವಾ ಹೆಚ್ಚು ವ್ಯಕ್ತಿಗಳು ಅಥವಾ ಗುಂಪುಗಳು ಪರಸ್ಪರ ಸಂಪನ್ಮೂಲಗಳನ್ನು ಹಂಚಿಕೊಳ್ಳಲು ಅನುವು ಮಾಡಿಕೊಡುತ್ತದೆ. ಇದು ಸಂಪನ್ಮೂಲಗಳ ಹೆಚ್ಚಿನ ಪರಿಣಾಮಕಾರಿ ಬಳಕೆಗೆ ಕಾರಣವಾಗುತ್ತದೆ.

- ಅಪಾಯಗಳ ವಿರುದ್ಧ ರಕ್ಷಣೆ: ಪರಸ್ಪರತೆಯು ಎರಡು ಅಥವಾ ಹೆಚ್ಚು ವ್ಯಕ್ತಿಗಳು ಅಥವಾ ಗುಂಪುಗಳು ಅಪಾಯಗಳ ವಿರುದ್ಧ ರಕ್ಷಣೆ ಪಡೆಯಲು ಅನುವು ಮಾಡಿಕೊಡುತ್ತದೆ. ಉದಾಹರಣೆಗೆ, ಸಹಬಾಳ್ವೆಯಲ್ಲಿ, ಒಂ

ದು ಜೀವಿ ಅಪಾಯದಲ್ಲಿದ್ದರೆ, ಇತರ ಜೀವಿಗಳು ಅದನ್ನು ರಕ್ಷಿಸಲು ಸಹಾಯ ಮಾಡಬಹುದು.

- ಸಾಮಾಜಿಕ ಸಂಬಂಧಗಳನ್ನು ಬಲಪಡಿಸುವುದು: ಪರಸ್ಪರತೆಯು ಎರಡು ಅಥವಾ ಹೆಚ್ಚು ವ್ಯಕ್ತಿಗಳು ಅಥವಾ ಗುಂಪುಗಳ ನಡುವೆ ಸಾಮಾಜಿಕ ಸಂಬಂಧಗಳನ್ನು ಬಲಪಡಿಸಲು ಸಹಾಯ ಮಾಡುತ್ತದೆ.

ಪರಾಗಸ್ಪರ್ಶ, ಬೀಜಗಳ ವಿತರಣೆ ಮತ್ತು ನೈಟ್ರೋಜನ್ ಸ್ಥಿರೀಕರಣದಂತಹ ಉದಾಹರಣೆಗಳನ್ನು ಧುಮುಕಿ ಬನ್ನಿ.

ಪರಾಗಸ್ಪರ್ಶ

ಪರಾಗಸ್ಪರ್ಶವು ಒಂದು ಹೂವು ಅಥವಾ ಸಸ್ಯದಿಂದ ಇನ್ನೊಂದಕ್ಕೆ ಪರಾಗವನ್ನು ವರ್ಗಾಯಿಸುವ ಪ್ರಕ್ರಿಯೆಯಾಗಿದೆ. ಇದು ಸಸ್ಯಗಳ ಸಂತಾನೋತ್ಪತ್ತಿಗೆ ಅವಶ್ಯಕವಾಗಿದೆ. ಪರಾಗಸ್ಪರ್ಶವು ವಿವಿಧ ಮಾರ್ಗಗಳಲ್ಲಿ ಸಂಭವಿಸಬಹುದು, ಉದಾಹರಣೆಗೆ:

- ವಾಯು ಪರಾಗಸ್ಪರ್ಶ: ಗಾಳಿಯ ಮೂಲಕ ಪರಾಗವನ್ನು ಚಲಿಸುತ್ತದೆ. ಉದಾಹರಣೆಗೆ, ಹುಲ್ಲುಗಳು ಮತ್ತು ಓಟ್ಸ್ ವಾಯು ಪರಾಗಸ್ಪರ್ಶದಿಂದ ಸಂತಾನೋತ್ಪತ್ತಿ ಮಾಡುತ್ತವೆ.

- ಜೀವಿ ಪರಾಗಸ್ಪರ್ಶ: ಪ್ರಾಣಿಗಳು, ಜೇನುಗಳು, ಚಿಟ್ಟೆಗಳು ಮತ್ತು ಹಕ್ಕಿಗಳು ಸೇರಿದಂತೆ ಜೀವಿಗಳು ಪರಾಗವನ್ನು ಒಂದು ಹೂವು ಅಥವಾ ಸಸ್ಯದಿಂದ ಇನ್ನೊಂದಕ್ಕೆ ಚಲಿಸುತ್ತವೆ. ಉದಾಹರಣೆಗೆ, ಚೆರ್ರಿಗಳು ಮತ್ತು ತುಪ್ಪದ ಹೂವುಗಳು ಜೀವಿ ಪರಾಗಸ್ಪರ್ಶದಿಂದ ಸಂತಾನೋತ್ಪತ್ತಿ ಮಾಡುತ್ತವೆ.

- ಸ್ವಯಂ ಪರಾಗಸ್ಪರ್ಶ: ಒಂದೇ ಹೂವಿನಿಂದ ಪರಾಗವನ್ನು ಇನ್ನೊಂದಕ್ಕೆ ವರ್ಗಾಯಿಸಲಾಗುತ್ತದೆ. ಉದಾಹರಣೆಗೆ, ಟೊಮ್ಯಾಟೋಗಳು ಮತ್ತು ದ್ರಾಕ್ಷಿಗಳು ಸ್ವಯಂ ಪರಾಗಸ್ಪರ್ಶದಿಂದ ಸಂತಾನೋತ್ಪತ್ತಿ ಮಾಡುತ್ತವೆ.

ಪರಾಗಸ್ಪರ್ಶವು ಪರಿಸರ ವ್ಯವಸ್ಥೆಗಳಿಗೆ ಮುಖ್ಯವಾಗಿದೆ. ಇದು ಸಸ್ಯಗಳ ವೈವಿಧ್ಯತೆ ಮತ್ತು ಆರೋಗ್ಯವನ್ನು ಉತ್ತೇಜಿಸಲು ಸಹಾಯ ಮಾಡುತ್ತದೆ.

ಬೀಜಗಳ ವಿತರಣೆ

ಬೀಜಗಳ ವಿತರಣೆಯು ಪರಾಗಸ್ಪರ್ಶದ ನಂತರದ ಹಂತವಾಗಿದೆ. ಇದು ಬೀಜಗಳನ್ನು ಹೊಸ ಪ್ರದೇಶಗಳಿಗೆ ತರಲು ಸಹಾಯ ಮಾಡುತ್ತದೆ. ಬೀಜಗಳ ವಿತರಣೆಯು ವಿವಿಧ ಮಾರ್ಗಗಳಲ್ಲಿ ಸಂಭವಿಸಬಹುದು, ಉದಾಹರಣೆಗೆ:

- ಗಾಳಿಯ ಮೂಲಕ: ಗಾಳಿಯು ಬೀಜಗಳನ್ನು ಹೊಸ ಪ್ರದೇಶಗಳಿಗೆ ಒಯ್ಯುತ್ತದೆ. ಉದಾಹರಣೆಗೆ, ಹುಲ್ಲುಗಳು ಮತ್ತು ಓಟ್ಸ್ ಬೀಜಗಳು ಗಾಳಿಯಿಂದ ಹರಡುತ್ತವೆ.

- ಜೀವಿಗಳ ಮೂಲಕ: ಪ್ರಾಣಿಗಳು, ಪಕ್ಷಿಗಳು ಮತ್ತು ಪ್ರಾಣಿಗಳು ಬೀಜಗಳನ್ನು ಹೊಸ ಪ್ರದೇಶಗಳಿಗೆ ಸಾಗಿಸುತ್ತವೆ. ಉದಾಹರಣೆಗೆ, ಎಲೆಗೊನೆಗಳು ಮತ್ತು ಓಕ್ ಬೀಜಗಳು ಪಕ್ಷಿಗಳಿಂದ ಹರಡುತ್ತವೆ.

ಪರಿಸರ ವ್ಯವಸ್ಥೆಗಳಲ್ಲಿ ಸಹ-ವಿಕಾಸ

ಪರಿಸರ ವ್ಯವಸ್ಥೆಗಳು ಸಂಕೀರ್ಣ ಮತ್ತು ಪರಸ್ಪರ ಸಂಬಂಧ ಹೊಂದಿರುವ ಜೀವಿಗಳ ನೆಲೆಯಾಗಿದೆ. ಈ ಜೀವಿಗಳು ಪರಸ್ಪರರೊಂದಿಗೆ ಬೆಳೆದು ಬೆಳೆಯುತ್ತವೆ ಮತ್ತು ಪರಸ್ಪರ ಪ್ರಭಾವ ಬೀರುತ್ತವೆ. ಈ ಪ್ರಕ್ರಿಯೆಯನ್ನು ಸಹ-ವಿಕಾಸ ಎಂದು ಕರೆಯುತ್ತಾರೆ.

ಸಹ-ವಿಕಾಸವು ಎರಡು ಅಥವಾ ಹೆಚ್ಚು ಜೀವಿಗಳ ನಡುವೆ ನಡೆಯುವ ವಿಕಸನದ ಪ್ರಕ್ರಿಯೆಯಾಗಿದೆ. ಈ ಜೀವಿಗಳು ಪರಸ್ಪರರೊಂದಿಗೆ ಹೊಂದಿಕೊಳ್ಳಲು ಮತ್ತು ಒಟ್ಟಿಗೆ ಬದುಕಲು ವಿಕಸನಗೊಳ್ಳುತ್ತವೆ.

ಸಹ-ವಿಕಾಸದ ಉದಾಹರಣೆಗಳು

ಸಹ-ವಿಕಾಸದ ಅನೇಕ ಉದಾಹರಣೆಗಳಿವೆ. ಕೆಲವು ಉದಾಹರಣೆಗಳು ಇಲ್ಲಿವೆ:

- ಪರಾಗಸ್ಪರ್ಶ: ಕೆಲವು ಹೂವುಗಳು ಪರಾಗಸ್ಪರ್ಶಕ್ಕಾಗಿ ಜೀವಿಗಳನ್ನು ಅವಲಂಬಿಸಿವೆ. ಈ ಜೀವಿಗಳು, ಉದಾಹರಣೆಗೆ ಚಿಟ್ಟೆಗಳು ಮತ್ತು ಜೇನುಗಳು, ಹೂವುಗಳಿಂದ ಪರಾಗವನ್ನು ಒಂದು ಹೂವು ಅಥವಾ ಸಸ್ಯದಿಂದ ಇನ್ನೊಂದಕ್ಕೆ ವರ್ಗಾಯಿಸುತ್ತವೆ. ಈ ಪ್ರಕ್ರಿಯೆಯಲ್ಲಿ, ಹೂವುಗಳು ಜೀವಿಗಳಿಗೆ ಆಹಾರವನ್ನು ಒದಗಿಸುತ್ತವೆ ಮತ್ತು ಜೀವಿಗಳು ಹೂವುಗಳಿಗೆ ಪರಾಗವನ್ನು ಒದಗಿಸುತ್ತವೆ.

- ಬೀಜಗಳ ವಿತರಣೆ: ಕೆಲವು ಸಸ್ಯಗಳು ಬೀಜಗಳ ವಿತರಣೆಗೆ ಜೀವಿಗಳನ್ನು ಅವಲಂಬಿಸಿವೆ. ಈ ಜೀವಿಗಳು, ಉದಾಹರಣೆಗೆ ಪಕ್ಷಿಗಳು ಮತ್ತು ಪ್ರಾಣಿಗಳು, ಬೀಜಗಳನ್ನು

ಹೊಸ ಪ್ರದೇಶಗಳಿಗೆ ಸಾಗಿಸುತ್ತವೆ. ಈ ಪ್ರಕ್ರಿಯೆಯಲ್ಲಿ, ಸಸ್ಯಗಳು ಜೀವಿಗಳಿಗೆ ಆಹಾರವನ್ನು ಒದಗಿಸುತ್ತವೆ ಮತ್ತು ಜೀವಿಗಳು ಸಸ್ಯಗಳಿಗೆ ಬೀಜಗಳನ್ನು ಒದಗಿಸುತ್ತವೆ.

- ಸಹಬಾಳ್ವೆ: ಕೆಲವು ಜೀವಿಗಳು ಒಂದೇ ಪರಿಸರದಲ್ಲಿ ವಾಸಿಸಲು ಒಟ್ಟಿಗೆ ಕೆಲಸ ಮಾಡುತ್ತವೆ. ಉದಾಹರಣೆಗೆ, ಕೆಲವು ಜೀವಿಗಳು ಪರಭಕ್ಷಕರಿಂದ ರಕ್ಷಣೆಗಾಗಿ ಒಟ್ಟಿಗೆ ಕೆಲಸ ಮಾಡುತ್ತವೆ.

ಸಹ-ವಿಕಾಸದ ಪ್ರಯೋಜನಗಳು

ಸಹ-ವಿಕಾಸವು ಎರಡೂ ಪಕ್ಷಗಳಿಗೆ ಪ್ರಯೋಜನವನ್ನು ನೀಡುತ್ತದೆ. ಇದು ಜೀವಿಗಳ ಉಳಿವಿಗೆ ಮತ್ತು ಸಂತಾನೋತ್ಪತ್ತಿಗೆ ಅಗತ್ಯವಾಗಿರುತ್ತದೆ.

ಸಹ-ವಿಕಾಸದ ಕೆಲವು ಪ್ರಯೋಜನಗಳು ಇಲ್ಲಿವೆ:

- ಉಳಿವು: ಸಹ-ವಿಕಾಸವು ಜೀವಿಗಳಿಗೆ ಉಳಿವಿಗೆ ಅಗತ್ಯವಾದ ಸಂಪನ್ಮೂಲಗಳನ್ನು ಪಡೆಯಲು ಸಹಾಯ ಮಾಡುತ್ತದೆ. ಉದಾಹರಣೆಗೆ, ಪರಾಗಸ್ಪರ್ಶವು ಸಸ್ಯಗಳಿಗೆ ಸಂತಾನೋತ್ಪತ್ತಿಗೆ ಅಗತ್ಯವಾದ ಪರಾಗವನ್ನು ಪಡೆಯಲು ಸಹಾಯ ಮಾಡುತ್ತದೆ.
- ಸಂತಾನೋತ್ಪತ್ತಿ: ಸಹ-ವಿಕಾಸವು ಜೀವಿಗಳಿಗೆ ಹೆಚ್ಚು ಸಫಲ ಸಂತಾನೋತ್ಪತ್ತಿಗೆ ಸಹಾಯ ಮಾಡುತ್ತದೆ.

Chapter 5: The Adagio - Predation's Tension

ಅಧ್ಯಾಯ 5: ಅಡಾಜಿಯೊ - ಪರಭಕ್ಷಕದ ಉದ್ವಿಗ್ನತೆ

ಪರಭಕ್ಷಕ-ಭಕ್ಷ್ಯ ಸಂಬಂಧಗಳ ಸಂಕೀರ್ಣ ಜಗತ್ತು ಮತ್ತು ಅವುಗಳ ಪರಿಸರ ವ್ಯವಸ್ಥೆಯ ಪಾತ್ರಗಳು

ಪರಭಕ್ಷಕ-ಭಕ್ಷ್ಯ ಸಂಬಂಧಗಳು ನೈಸರ್ಗಿಕ ಪ್ರಪಂಚದಲ್ಲಿ ವಿಶೇಷವಾಗಿ ಸಾಮಾನ್ಯವಾಗಿದೆ. ಈ ಸಂಬಂಧಗಳಲ್ಲಿ, ಒಂದು ಜೀವಿ ಇನ್ನೊಂದು ಜೀವಿಯನ್ನು ಆಹಾರವಾಗಿ ಬಳಸುತ್ತದೆ. ಪರಭಕ್ಷಕ ಭಕ್ಷ್ಯವನ್ನು ತಿನ್ನುವ ಜೀವಿ, ಮತ್ತು ಭಕ್ಷ್ಯವನ್ನು ತಿನ್ನುವ ಜೀವಿ.

ಪರಭಕ್ಷಕ-ಭಕ್ಷ್ಯ ಸಂಬಂಧಗಳು ಸಂಕೀರ್ಣ ಮತ್ತು ಪರಿಸರ ವ್ಯವಸ್ಥೆಯಲ್ಲಿ ಮಹತ್ವದ ಪಾತ್ರವನ್ನು ವಹಿಸುತ್ತವೆ. ಅವು ಜೀವಿಗಳ ವೈವಿಧ್ಯತೆ ಮತ್ತು ಆರೋಗ್ಯವನ್ನು ಉತ್ತೇಜಿಸಲು ಸಹಾಯ ಮಾಡುತ್ತವೆ ಮತ್ತು ಪರಿಸರ ವ್ಯವಸ್ಥೆಯ ಸಮತೋಲನವನ್ನು ಕಾಪಾಡಿಕೊಳ್ಳಲು ಸಹಾಯ ಮಾಡುತ್ತವೆ.

ಪರಭಕ್ಷಕ-ಭಕ್ಷ್ಯ ಸಂಬಂಧಗಳ ವಿಧಗಳು

ಪರಭಕ್ಷಕ-ಭಕ್ಷ್ಯ ಸಂಬಂಧಗಳನ್ನು ವಿವಿಧ ವಿಧಗಳಾಗಿ ವಿಂಗಡಿಸಬಹುದು. ಒಂದು ವಿಧೀಕರಣವು ಪರಭಕ್ಷಕದ ಆಹಾರದ ಆದ್ಯತೆಯನ್ನು ಆಧರಿಸಿದೆ. ಉದಾಹರಣೆಗೆ, ಕೆಲವು ಪರಭಕ್ಷಕಗಳು ಒಂದೇ ರೀತಿಯ ಭಕ್ಷ್ಯಗಳನ್ನು ತಿನ್ನುತ್ತವೆ, ಆದರೆ ಇತರರು ವಿವಿಧ ರೀತಿಯ ಭಕ್ಷ್ಯಗಳನ್ನು ತಿನ್ನುತ್ತವೆ.

ಮತ್ತೊಂದು ವಿಧೀಕರಣವು ಪರಭಕ್ಷಕ ಮತ್ತು ಭಕ್ಷ್ಯ ನಡುವಿನ ಗಾತ್ರದ ವ್ಯತ್ಯಾಸವನ್ನು ಆಧರಿಸಿದೆ. ಉದಾಹರಣೆಗೆ, ಕೆಲವು ಪರಭಕ್ಷಕಗಳು ಭಕ್ಷ್ಯಗಳಿಗಿಂತ ಗಮನಾರ್ಹವಾಗಿ ದೊಡ್ಡದಾಗಿರುತ್ತವೆ, ಆದರೆ ಇತರರು ಭಕ್ಷ್ಯಗಳಿಗಿಂತ ಗಮನಾರ್ಹವಾಗಿ ಚಿಕ್ಕದಾಗಿರುತ್ತವೆ.

ಪರಭಕ್ಷಕ-ಭಕ್ಷ್ಯ ಸಂಬಂಧಗಳ ಪರಿಸರ ವ್ಯವಸ್ಥೆಯ ಪಾತ್ರಗಳು

ಪರಭಕ್ಷಕ-ಭಕ್ಷ್ಯ ಸಂಬಂಧಗಳು ಪರಿಸರ ವ್ಯವಸ್ಥೆಯಲ್ಲಿ ಮಹತ್ವದ ಪಾತ್ರವನ್ನು ವಹಿಸುತ್ತವೆ. ಅವು ಜೀವಿಗಳ ವೈವಿಧ್ಯತೆ ಮತ್ತು ಆರೋಗ್ಯವನ್ನು ಉತ್ತೇಜಿಸಲು ಸಹಾಯ ಮಾಡುತ್ತವೆ ಮತ್ತು ಪರಿಸರ ವ್ಯವಸ್ಥೆಯ ಸಮತೋಲನವನ್ನು ಕಾಪಾಡಿಕೊಳ್ಳಲು ಸಹಾಯ ಮಾಡುತ್ತವೆ.

ಜೀವಿಗಳ ವೈವಿಧ್ಯತೆ ಮತ್ತು ಆರೋಗ್ಯವನ್ನು ಉತ್ತೇಜಿಸುವುದು

ಪರಭಕ್ಷಕಗಳು ಜೀವಿಗಳ ವೈವಿಧ್ಯತೆ ಮತ್ತು ಆರೋಗ್ಯವನ್ನು ಉತ್ತೇಜಿಸಲು ಸಹಾಯ ಮಾಡುತ್ತವೆ. ಅವು ಭಕ್ಷ್ಯಗಳ ಸಂಖ್ಯೆಯನ್ನು ನಿಯಂತ್ರಿಸಲು ಸಹಾಯ ಮಾಡುತ್ತವೆ, ಇದು ಒಂದು ನಿರ್ದಿಷ್ಟ ಜೀವಿಯ ಬಹುಸಂಖ್ಯಾತೆಯನ್ನು ತಡೆಯುತ್ತದೆ ಮತ್ತು ಇತರ ಜೀವಿಗಳಿಗೆ ಅವಕಾಶವನ್ನು ನೀಡುತ್ತದೆ.

ಉದಾಹರಣೆಗೆ, ಒಂದು ಜಲಾಶಯದಲ್ಲಿ, ಪರಭಕ್ಷಕ ಮೀನುಗಳು ಸಸ್ಯಹಾರಿ ಮೀನುಗಳ ಸಂಖ್ಯೆಯನ್ನು ನಿಯಂತ್ರಿಸಲು ಸಹಾಯ ಮಾಡುತ್ತವೆ. ಇದು ಸಸ್ಯಗಳು ಬೆಳೆಯಲು ಅವಕಾಶವನ್ನು ನೀಡುತ್ತದೆ, ಇದು ಇತರ ಜೀವಿಗಳಿಗೆ ಆಹಾರ ಮತ್ತು ಆಶ್ರಯವನ್ನು ನೀಡುತ್ತದೆ.

ಬೇಟೆಗಾರಿಕೆ ತಂತ್ರಗಳು, ರಕ್ಷಣಾ ಕ್ರಮಗಳು ಮತ್ತು ಹೊಂದಾಣಿಕೆಯ "ಆಯುಧ ಸ್ಪರ್ಧೆ" ಯನ್ನು ವಿಶ್ಲೇಷಿಸುತ್ತದೆ

ಪರಭಕ್ಷಕ-ಭಕ್ಷ್ಯ ಸಂಬಂಧಗಳಲ್ಲಿ, ಪರಭಕ್ಷಕಗಳು ತಮ್ಮ ಆಹಾರವನ್ನು ಪಡೆಯಲು ವಿವಿಧ ತಂತ್ರಗಳನ್ನು ಬಳಸುತ್ತವೆ. ಈ ತಂತ್ರಗಳು ಭಕ್ಷ್ಯಗಳ ರಕ್ಷಣಾ ಕ್ರಮಗಳೊಂದಿಗೆ ಪರಸ್ಪರ ಕ್ರಿಯೆ ನಡೆಸುತ್ತವೆ, ಇದು ಹೊಂದಾಣಿಕೆಯ "ಆಯುಧ ಸ್ಪರ್ಧೆ"ಗೆ ಕಾರಣವಾಗುತ್ತದೆ.

ಬೇಟೆಗಾರಿಕೆ ತಂತ್ರಗಳು

ಪರಭಕ್ಷಕಗಳು ತಮ್ಮ ಆಹಾರವನ್ನು ಪಡೆಯಲು ಬಳಸುವ ಹಲವಾರು ವಿಧದ ತಂತ್ರಗಳಿವೆ. ಕೆಲವು ಸಾಮಾನ್ಯ ತಂತ್ರಗಳು ಇಲ್ಲಿವೆ:

- ಅನ್ವೇಷಣೆ: ಪರಭಕ್ಷಕಗಳು ತಮ್ಮ ಸುತ್ತಲಿನ ಪ್ರದೇಶವನ್ನು ಹುಡುಕುತ್ತವೆ, ತಮ್ಮ ಭಕ್ಷ್ಯಗಳಿಗೆ ಗುರಿಯಾಗುತ್ತವೆ. ಈ ತಂತ್ರವನ್ನು ಬಳಸುವ ಪರಭಕ್ಷಕಗಳಲ್ಲಿ ನಾಯಿಗಳು, ಸಿಂಹಗಳು ಮತ್ತು ಹದ್ದುಗಳು ಸೇರಿವೆ.

- ಅಲೆಮಾರಿ: ಪರಭಕ್ಷಕಗಳು ತಮ್ಮ ಆಹಾರಕ್ಕಾಗಿ ಆಹಾರವನ್ನು ಹುಡುಕುತ್ತವೆ. ಈ ತಂತ್ರವನ್ನು ಬಳಸುವ ಪರಭಕ್ಷಕಗಳಲ್ಲಿ ಹುಲಿಗಳು, ಕರಡಿಗಳು ಮತ್ತು ಅಳಿಲುಗಳು ಸೇರಿವೆ.

- ಅಂಟಿಕೊಳ್ಳುವಿಕೆ: ಪರಭಕ್ಷಕಗಳು ತಮ್ಮ ಭಕ್ಷ್ಯಗಳನ್ನು ಅಂಟಿಕೊಳ್ಳಲು ತಮ್ಮ ಬಾಯಿ ಅಥವಾ ಉಗುರುಗಳನ್ನು ಬಳಸುತ್ತವೆ. ಈ ತಂತ್ರವನ್ನು ಬಳಸುವ ಪರಭಕ್ಷಕಗಳಲ್ಲಿ

ವ್ಯಾಪಕ ಶ್ರೇಣಿಯ ಪ್ರಾಣಿಗಳು ಸೇರಿವೆ, ಉದಾಹರಣೆಗೆ, ಹಾವುಗಳು, ಹುಳುಗಳು ಮತ್ತು ಸಸ್ತನಿಗಳು.

- ಹೊಡೆತ: ಪರಭಕ್ಷಕಗಳು ತಮ್ಮ ಭಕ್ಷ್ಯಗಳನ್ನು ಹೊಡೆಯಲು ತಮ್ಮ ಬಾಲ, ರೆಕ್ಕೆ ಅಥವಾ ಕಾಲುಗಳನ್ನು ಬಳಸುತ್ತವೆ. ಈ ತಂತ್ರವನ್ನು ಬಳಸುವ ಪರಭಕ್ಷಕಗಳಲ್ಲಿ ಚಿಂಪಾಂಜಿಗಳು, ತಿಮಿಂಗಲುಗಳು ಮತ್ತು ಉದ್ದವಾದ ಕಾಲುಗಳನ್ನು ಹೊಂದಿರುವ ಹಕ್ಕಿಗಳು ಸೇರಿವೆ.

- ವಿಷ: ಪರಭಕ್ಷಕಗಳು ತಮ್ಮ ಭಕ್ಷ್ಯಗಳನ್ನು ವಿಷದಿಂದ ಸಾಯಿಸುತ್ತವೆ. ಈ ತಂತ್ರವನ್ನು ಬಳಸುವ ಪರಭಕ್ಷಕಗಳಲ್ಲಿ ಸಾಮಾನ್ಯವಾದವುಗಳು ಹಾವುಗಳು ಮತ್ತು ಕೀಟಗಳು.

ಜನಸಂಖ್ಯೆಯ ಗತಿಸಂಚಲನ ಮತ್ತು ಪರಿಸರ ವ್ಯವಸ್ಥೆಯ ಸಮತೋಲನದ ಮೇಲೆ ಪರಭಕ್ಷಕದ ಪರಿಣಾಮ

ಪರಭಕ್ಷಕ-ಭಕ್ಷ್ಯ ಸಂಬಂಧಗಳು ನೈಸರ್ಗಿಕ ಪ್ರಪಂಚದಲ್ಲಿ ಸಾಮಾನ್ಯವಾಗಿದೆ. ಈ ಸಂಬಂಧಗಳಲ್ಲಿ, ಒಂದು ಜೀವಿ ಇನ್ನೊಂದು ಜೀವಿಯನ್ನು ಆಹಾರವಾಗಿ ಬಳಸುತ್ತದೆ. ಪರಭಕ್ಷಕ ಭಕ್ಷ್ಯವನ್ನು ತಿನ್ನುವ ಜೀವಿ, ಮತ್ತು ಭಕ್ಷ್ಯವನ್ನು ತಿನ್ನುವ ಜೀವಿ.

ಪರಭಕ್ಷಕಗಳು ಜನಸಂಖ್ಯೆಯ ಗತಿಸಂಚಲನ ಮತ್ತು ಪರಿಸರ ವ್ಯವಸ್ಥೆಯ ಸಮತೋಲನದ ಮೇಲೆ ಮಹತ್ವದ ಪರಿಣಾಮ ಬೀರುತ್ತವೆ.

ಜನಸಂಖ್ಯೆಯ ಗತಿಸಂಚಲನ

ಪರಭಕ್ಷಕಗಳು ಭಕ್ಷ್ಯಗಳ ಸಂಖ್ಯೆಯನ್ನು ನಿಯಂತ್ರಿಸಲು ಸಹಾಯ ಮಾಡುತ್ತವೆ. ಇದು ಭಕ್ಷ್ಯಗಳ ಬಹುಸಂಖ್ಯಾತೆಯನ್ನು ತಡೆಯುತ್ತದೆ ಮತ್ತು ಜನಸಂಖ್ಯೆಯ ಏರಿಳಿತವನ್ನು ನಿಯಂತ್ರಿಸಲು ಸಹಾಯ ಮಾಡುತ್ತದೆ.

ಉದಾಹರಣೆಗೆ, ಒಂದು ಜಲಾಶಯದಲ್ಲಿ, ಪರಭಕ್ಷಕ ಮೀನುಗಳು ಸಸ್ಯಹಾರಿ ಮೀನುಗಳ ಸಂಖ್ಯೆಯನ್ನು ನಿಯಂತ್ರಿಸಲು ಸಹಾಯ ಮಾಡುತ್ತವೆ. ಇದು ಸಸ್ಯಗಳು ಬೆಳೆಯಲು ಅವಕಾಶವನ್ನು ನೀಡುತ್ತದೆ, ಇದು ಇತರ ಜೀವಿಗಳಿಗೆ ಆಹಾರ ಮತ್ತು ಆಶ್ರಯವನ್ನು ನೀಡುತ್ತದೆ.

ಪರಿಸರ ವ್ಯವಸ್ಥೆಯ ಸಮತೋಲನ

ಪರಭಕ್ಷಕಗಳು ಪರಿಸರ ವ್ಯವಸ್ಥೆಯ ಸಮತೋಲನವನ್ನು ಕಾಪಾಡಿಕೊಳ್ಳಲು ಸಹಾಯ ಮಾಡುತ್ತವೆ. ಅವರು ಭಕ್ಷ್ಯಗಳ ಸಂಖ್ಯೆಯನ್ನು ನಿಯಂತ್ರಿಸಲು ಸಹಾಯ ಮಾಡುತ್ತಾರೆ, ಇದು

ಇತರ ಜೀವಿಗಳಿಗೆ ಒಂದು ಆರೋಗ್ಯಕರ ಪರಿಸರವನ್ನು ಒದಗಿಸಲು ಸಹಾಯ ಮಾಡುತ್ತದೆ.

ಉದಾಹರಣೆಗೆ, ಒಂದು ಕಾಡು ಪ್ರದೇಶದಲ್ಲಿ, ಪರಭಕ್ಷಕಗಳು ಗಿಡಹಾರಿ ಪ್ರಾಣಿಗಳ ಸಂಖ್ಯೆಯನ್ನು ನಿಯಂತ್ರಿಸಲು ಸಹಾಯ ಮಾಡುತ್ತವೆ. ಇದು ಮರಗಳು ಮತ್ತು ಇತರ ಸಸ್ಯಗಳಿಗೆ ಒಂದು ಆರೋಗ್ಯಕರ ಬೆಳವಣಿಗೆಯನ್ನು ಒದಗಿಸಲು ಸಹಾಯ ಮಾಡುತ್ತದೆ.

ಪರಭಕ್ಷಕಗಳ ಕೊರತೆ

ಪರಭಕ್ಷಕಗಳ ಕೊರತೆಯು ಜನಸಂಖ್ಯೆಯ ಏರಿಳಿತ ಮತ್ತು ಪರಿಸರ ವ್ಯವಸ್ಥೆಯ ಅಸಮತೋಲನಕ್ಕೆ ಕಾರಣವಾಗಬಹುದು.

ಉದಾಹರಣೆಗೆ, ಒಂದು ಜಲಾಶಯದಲ್ಲಿ, ಪರಭಕ್ಷಕ ಮೀನುಗಳ ಕೊರತೆಯು ಸಸ್ಯಹಾರಿ ಮೀನುಗಳ ಸಂಖ್ಯೆಯನ್ನು ಹೆಚ್ಚಿಸಬಹುದು. ಇದು ಸಸ್ಯಗಳ ಸಂಖ್ಯೆಯನ್ನು ಕಡಿಮೆ ಮಾಡಬಹುದು, ಇದು ಪರಿಸರ ವ್ಯವಸ್ಥೆಯಲ್ಲಿ ಇತರ ಜೀವಿಗಳಿಗೆ ಸವಾಲನ್ನುಂಟುಮಾಡಬಹುದು.

ಪರಭಕ್ಷಕಗಳ ರಕ್ಷಣೆ

ಪರಭಕ್ಷಕಗಳು ನೈಸರ್ಗಿಕ ಪ್ರಪಂಚದಲ್ಲಿ ಮಹತ್ವದ ಪಾತ್ರವನ್ನು ವಹಿಸುತ್ತವೆ. ಅವುಗಳನ್ನು ರಕ್ಷಿಸುವುದು ಮುಖ್ಯವಾಗಿದೆ.

ಪರಭಕ್ಷಕಗಳನ್ನು ರಕ್ಷಿಸಲು ಸಹಾಯ ಮಾಡಲು ನಾವು ಮಾಡಬಹುದಾದ ಕೆಲವು ವಿಷಯಗಳು ಇಲ್ಲಿವೆ:

- ಪರಭಕ್ಷಕಗಳ ಆವಾಸಸ್ಥಾನಗಳನ್ನು ರಕ್ಷಿಸಿ ಮತ್ತು ಸಂರಕ್ಷಿಸಿ.

- ಪರಭಕ್ಷಕಗಳಿಗೆ ಬೇಟೆಯಾಡುವ ಮತ್ತು ಆಹಾರವನ್ನು ಕಂಡುಹಿಡ

Chapter 6: The Allegro - Communication's Rhythm

ಅಧ್ಯಾಯ 6: ಅಲೆಗ್ರೊ - ಸಂವಹನದ ಲಯ

ಫೆರೋಮೋನ್‌ಗಳು, ಕರೆಗಳು, ಪ್ರದರ್ಶನಗಳು ಮತ್ತು ಆಚಾರಗಳಿಂದ ಜೀವಿಗಳು ಸಂವಹನ ನಡೆಸುವ ವಿವಿಧ ಮಾರ್ಗಗಳನ್ನು ಚರ್ಚಿಸುತ್ತದೆ

ಜೀವಿಗಳು ಪರಸ್ಪರ ಸಂವಹನ ನಡೆಸಲು ವಿವಿಧ ಮಾರ್ಗಗಳನ್ನು ಬಳಸುತ್ತವೆ. ಈ ಸಂವಹನವು ಜೀವಿಗಳಿಗೆ ಪರಸ್ಪರರನ್ನು ಕಂಡುಹಿಡಿಯಲು, ಆಹಾರವನ್ನು ಕಂಡುಹಿಡಿಯಲು, ಸಂಗಾತಿಯನ್ನು ಆಕರ್ಷಿಸಲು ಮತ್ತು ಶತ್ರುಗಳಿಂದ ರಕ್ಷಣೆ ಪಡೆಯಲು ಸಹಾಯ ಮಾಡುತ್ತದೆ.

ಫೆರೋಮೋನ್‌ಗಳು

ಫೆರೋಮೋನ್‌ಗಳು ಕೆಲವು ಜೀವಿಗಳು ಬಿಡುಗಡೆ ಮಾಡುವ ರಾಸಾಯನಿಕ ಸಂಕೇತಗಳಾಗಿವೆ. ಅವು ಗಾಳಿಯ ಮೂಲಕ ಪ್ರಯಾಣಿಸಬಹುದು ಮತ್ತು ಇತರ ಜೀವಿಗಳಿಂದ ಗ್ರಹಿಸಲ್ಪಡಬಹುದು.

ಫೆರೋಮೋನ್‌ಗಳನ್ನು ವಿವಿಧ ಉದ್ದೇಶಗಳಿಗಾಗಿ ಬಳಸಬಹುದು. ಉದಾಹರಣೆಗೆ, ಫೆರೋಮೋನ್‌ಗಳನ್ನು ಸಂಗಾತಿಯನ್ನು ಆಕರ್ಷಿಸಲು, ಭೂಪ್ರದೇಶವನ್ನು ಗುರುತಿಸಲು, ಸಂಕೇತಗಳನ್ನು ಕಳುಹಿಸಲು ಮತ್ತು ಶತ್ರುಗಳಿಂದ ರಕ್ಷಣೆ ಪಡೆಯಲು ಬಳಸಬಹುದು.

ಕರೆಗಳು

ಕರೆಗಳು ಧ್ವನಿ ಸಂವಹನದ ಒಂದು ರೂಪವಾಗಿದೆ. ಅವುಗಳನ್ನು ವಾಯು ಅಥವಾ ನೀರಿನ ಮೂಲಕ ಪ್ರಯಾಣಿಸಬಹುದು ಮತ್ತು ಇತರ ಜೀವಿಗಳಿಂದ ಗ್ರಹಿಸಲ್ಪಡಬಹುದು.

ಕರೆಗಳನ್ನು ವಿವಿಧ ಉದ್ದೇಶಗಳಿಗಾಗಿ ಬಳಸಬಹುದು. ಉದಾಹರಣೆಗೆ, ಕರೆಗಳನ್ನು ಸಂಗಾತಿಯನ್ನು ಆಕರ್ಷಿಸಲು, ಭೂಪ್ರದೇಶವನ್ನು ಗುರುತಿಸಲು, ಸಂಕೇತಗಳನ್ನು ಕಳುಹಿಸಲು ಮತ್ತು ಶತ್ರುಗಳಿಂದ ರಕ್ಷಣೆ ಪಡೆಯಲು ಬಳಸಬಹುದು.

ಪ್ರದರ್ಶನಗಳು

ಪ್ರದರ್ಶನಗಳು ದೃಶ್ಯ ಸಂವಹನದ ಒಂದು ರೂಪವಾಗಿದೆ. ಅವುಗಳನ್ನು ಬಣ್ಣಗಳು, ಆಕಾರಗಳು, ಚಲನೆಗಳು ಅಥವಾ ಇತರ ದೃಶ್ಯ ಗುಣಲಕ್ಷಣಗಳ ಬಳಕೆಯಿಂದ ರಚಿಸಲಾಗುತ್ತದೆ.

ಪ್ರದರ್ಶನಗಳನ್ನು ವಿವಿಧ ಉದ್ದೇಶಗಳಿಗಾಗಿ ಬಳಸಬಹುದು. ಉದಾಹರಣೆಗೆ, ಪ್ರದರ್ಶನಗಳನ್ನು ಸಂಗಾತಿಯನ್ನು ಆಕರ್ಷಿಸಲು, ಭೂಪ್ರದೇಶವನ್ನು ಗುರುತಿಸಲು, ಸಂಕೇತಗಳನ್ನು ಕಳುಹಿಸಲು ಮತ್ತು ಶತ್ರುಗಳಿಂದ ರಕ್ಷಣೆ ಪಡೆಯಲು ಬಳಸಬಹುದು.

ಆಚಾರಗಳು

ಆಚಾರಗಳು ನಡವಳಿಕೆಯ ಸಂವಹನದ ಒಂದು ರೂಪವಾಗಿದೆ. ಅವುಗಳನ್ನು ಸ್ಪರ್ಧೆ, ಸಂಗಾತ ಆಯ್ಕೆ, ಗುಂಪು ಒಗ್ಗಟ್ಟು ಮತ್ತು ಇತರ ಉದ್ದೇಶಗಳಿಗೆ ಬಳಸಬಹುದು.

ಆಚಾರಗಳನ್ನು ವಿವಿಧ ಜೀವಿಗಳಲ್ಲಿ ಕಾಣಬಹುದು. ಉದಾಹರಣೆಗೆ, ಚಿಂಪಾಂಜಿಗಳು ಸ್ಪರ್ಧೆಗೆ ಪರಸ್ಪರರ ಮುಖವನ್ನು ತೋರಿಸುತ್ತವೆ, ಮೋತಿಗಳು ತಮ್ಮ ಗುಂಪಿನ

ಸದಸ್ಯರನ್ನು ಆಹ್ವಾನಿಸಲು ಕೈಗಳನ್ನು ತರುತ್ತವೆ ಮತ್ತು ಕಾಗೆಗಳು ಸಂಗಾತಿಯನ್ನು ಆಕರ್ಷಿಸಲು ನೃತ್ಯ ಮಾಡುತ್ತವೆ.

ಸಂಗಾತಿಯನ್ನು ಆಕರ್ಷಿಸುವುದು, ಪರಭಕ್ಷಕರಿಗೆ ಎಚ್ಚರಿಕೆ ನೀಡುವುದು ಮತ್ತು ವರ್ತನೆಯನ್ನು ಸಮನ್ವಯಗೊಳಿಸುವಲ್ಲಿ ಸಂವಹನದ ಪಾತ್ರ

ಜೀವಿಗಳು ಪರಸ್ಪರ ಸಂವಹನ ನಡೆಸಲು ವಿವಿಧ ಮಾರ್ಗಗಳನ್ನು ಬಳಸುತ್ತವೆ. ಈ ಸಂವಹನವು ಜೀವಿಗಳಿಗೆ ಪರಸ್ಪರರನ್ನು ಕಂಡುಹಿಡಿಯಲು, ಆಹಾರವನ್ನು ಕಂಡುಹಿಡಿಯಲು, ಸಂಗಾತಿಯನ್ನು ಆಕರ್ಷಿಸಲು ಮತ್ತು ಶತ್ರುಗಳಿಂದ ರಕ್ಷಣೆ ಪಡೆಯಲು ಸಹಾಯ ಮಾಡುತ್ತದೆ.

ಸಂಗಾತಿಯನ್ನು ಆಕರ್ಷಿಸುವುದು

ಸಂಗಾತಿಯನ್ನು ಆಕರ್ಷಿಸುವುದು ಸಂವಹನದ ಒಂದು ಮುಖ್ಯ ಉದ್ದೇಶವಾಗಿದೆ. ಜೀವಿಗಳು ತಮ್ಮ ಸಂಗಾತಿಯನ್ನು ಆಕರ್ಷಿಸಲು ವಿವಿಧ ರೀತಿಯ ಸಂವಹನ ತಂತ್ರಗಳನ್ನು ಬಳಸುತ್ತವೆ.

- ಫೆರೋಮೋನ್‌ಗಳು: ಫೆರೋಮೋನ್‌ಗಳು ಕೆಲವು ಜೀವಿಗಳು ಬಿಡುಗಡೆ ಮಾಡುವ ರಾಸಾಯನಿಕ ಸಂಕೇತಗಳಾಗಿವೆ. ಅವು ಗಾಳಿಯ ಮೂಲಕ ಪ್ರಯಾಣಿಸಬಹುದು ಮತ್ತು ಇತರ ಜೀವಿಗಳಿಂದ ಗ್ರಹಿಸಲ್ಪಡಬಹುದು. ಫೆರೋಮೋನ್‌ಗಳನ್ನು ಸಂಗಾತಿಯನ್ನು ಆಕರ್ಷಿಸಲು, ಭೂಪ್ರದೇಶವನ್ನು ಗುರುತಿಸಲು ಮತ್ತು ಸಂಕೇತಗಳನ್ನು ಕಳುಹಿಸಲು ಬಳಸಬಹುದು. ಉದಾಹರಣೆಗೆ, ಚೆರ್ರಿ ಬಿಲ್ ಹಕ್ಕಿಗಳು ತಮ್ಮ ಸಂಗಾತಿಯನ್ನು ಆಕರ್ಷಿಸಲು ಗಂಡುಗಳು ಬಿಡುಗಡೆ ಮಾಡುವ ಫೆರೋಮೋನ್‌ಗಳನ್ನು ಬಳಸುತ್ತವೆ.
- ಕರೆಗಳು: ಕರೆಗಳು ಧ್ವನಿ ಸಂವಹನದ ಒಂದು ರೂಪವಾಗಿದೆ. ಅವುಗಳನ್ನು ವಾಯು ಅಥವಾ ನೀರಿನ ಮೂಲಕ ಪ್ರಯಾಣಿಸಬಹುದು ಮತ್ತು ಇತರ ಜೀವಿಗಳಿಂದ

ಗ್ರಹಿಸಲ್ಪಡಬಹುದು. ಕರೆಗಳನ್ನು ಸಂಗಾತಿಯನ್ನು ಆಕರ್ಷಿಸಲು, ಭೂಪ್ರದೇಶವನ್ನು ಗುರುತಿಸಲು ಮತ್ತು ಸಂಕೇತಗಳನ್ನು ಕಳುಹಿಸಲು ಬಳಸಬಹುದು. ಉದಾಹರಣೆಗೆ, ಕಾಗೆಗಳು ಸಂಗಾತಿಯನ್ನು ಆಕರ್ಷಿಸಲು ಹಾಡುತ್ತವೆ.

- ಪ್ರದರ್ಶನಗಳು: ಪ್ರದರ್ಶನಗಳು ದೃಶ್ಯ ಸಂವಹನದ ಒಂದು ರೂಪವಾಗಿದೆ. ಅವುಗಳನ್ನು ಬಣ್ಣಗಳು, ಆಕಾರಗಳು, ಚಲನೆಗಳು ಅಥವಾ ಇತರ ದೃಶ್ಯ ಗುಣಲಕ್ಷಣಗಳ ಬಳಕೆಯಿಂದ ರಚಿಸಲಾಗುತ್ತದೆ. ಪ್ರದರ್ಶನಗಳನ್ನು ಸಂಗಾತಿಯನ್ನು ಆಕರ್ಷಿಸಲು, ಭೂಪ್ರದೇಶವನ್ನು ಗುರುತಿಸಲು ಮತ್ತು ಸಂಕೇತಗಳನ್ನು ಕಳುಹಿಸಲು ಬಳಸಬಹುದು. ಉದಾಹರಣೆಗೆ, ನವಿಲುಗಳು ತಮ್ಮ ಸುಂದರವಾದ ರೆಕ್ಕೆಗಳನ್ನು ತೋರಿಸುವ ಮೂಲಕ ಸಂಗಾತಿಯನ್ನು ಆಕರ್ಷಿಸುತ್ತವೆ.
- ಆಚಾರಗಳು: ಆಚಾರಗಳು ನಡವಳಿಕೆಯ ಸಂವಹನದ ಒಂದು ರೂಪವಾಗಿದೆ. ಅವುಗಳನ್ನು ಸ್ಪರ್ಧೆ, ಸಂಗಾತ ಆಯ್ಕೆ, ಗುಂಪು ಒಗ್ಗಟ್ಟು ಮತ್ತು ಇತರ ಉದ್ದೇಶಗಳಿಗೆ ಬಳಸಬಹುದು. ಉದಾಹರಣೆಗೆ, ಹಕ್ಕಿಗಳು ತಮ್ಮ ಸಂಗಾತಿಯನ್ನು ಆಕರ್ಷಿಸಲು ನೃತ್ಯ ಮಾಡುತ್ತವೆ.

ಸಂವಹನ ವ್ಯವಸ್ಥೆಗಳ ವಿಕಾಸ ಮತ್ತು ಸಾಮಾಜಿಕ ಸಂಕೀರ್ಣತೆಯ ಮೇಲಿನ ಅವುಗಳ ಪರಿಣಾಮ

ಜೀವಿಗಳು ಪರಸ್ಪರ ಸಂವಹನ ನಡೆಸಲು ವಿವಿಧ ಮಾರ್ಗಗಳನ್ನು ಬಳಸುತ್ತವೆ. ಈ ಸಂವಹನವು ಜೀವಿಗಳಿಗೆ ಪರಸ್ಪರರನ್ನು ಕಂಡುಹಿಡಿಯಲು, ಆಹಾರವನ್ನು ಕಂಡುಹಿಡಿಯಲು, ಸಂಗಾತಿಯನ್ನು ಆಕರ್ಷಿಸಲು ಮತ್ತು ಶತ್ರುಗಳಿಂದ ರಕ್ಷಣೆ ಪಡೆಯಲು ಸಹಾಯ ಮಾಡುತ್ತದೆ.

ಸಂವಹನ ವ್ಯವಸ್ಥೆಗಳು ಜೀವಿಗಳ ವಿಕಾಸದಲ್ಲಿ ಪ್ರಮುಖ ಪಾತ್ರವನ್ನು ವಹಿಸುತ್ತವೆ. ಸಂವಹನ ವ್ಯವಸ್ಥೆಗಳು ಹೆಚ್ಚು ಸಂಕೀರ್ಣವಾಗುತ್ತಿದ್ದಂತೆ, ಜೀವಿಗಳು ಹೆಚ್ಚು ಸಂಕೀರ್ಣವಾದ ಸಾಮಾಜಿಕ ಸಂಬಂಧಗಳನ್ನು ರಚಿಸಲು ಸಾಧ್ಯವಾಗುತ್ತದೆ.

ಸಂವಹನ ವ್ಯವಸ್ಥೆಗಳ ವಿಕಾಸ

ಸಂವಹನ ವ್ಯವಸ್ಥೆಗಳು ಸರಳ ಜೀವಿಗಳಿಂದ ಹಿಡಿದು ಸಂಕೀರ್ಣ ಜೀವಿಗಳವರೆಗೆ ಎಲ್ಲಾ ಜೀವಿಗಳಲ್ಲಿ ಕಂಡುಬರುತ್ತವೆ. ಸರಳ ಜೀವಿಗಳು, ಉದಾಹರಣೆಗೆ ಬ್ಯಾಕ್ಟೀರಿಯಾಗಳು, ಸಾಮಾನ್ಯವಾಗಿ ರಾಸಾಯನಿಕ ಸಂಕೇತಗಳನ್ನು ಬಳಸಿಕೊಂಡು ಸಂವಹನ ನಡೆಸುತ್ತವೆ. ಸಂಕೀರ್ಣ ಜೀವಿಗಳು, ಉದಾಹರಣೆಗೆ ಮಾನವರು, ಧ್ವನಿ, ದೃಶ್ಯ ಮತ್ತು ನಡವಳಿಕೆಯ ಸಂಕೇತಗಳನ್ನು ಬಳಸಿಕೊಂಡು ಸಂವಹನ ನಡೆಸುತ್ತವೆ.

ಸಂವಹನ ವ್ಯವಸ್ಥೆಗಳು ಜೀವಿಗಳ ವಿಕಾಸದಲ್ಲಿ ಕ್ರಮೇಣ ವಿಕಸನಗೊಂಡಿವೆ. ಪ್ರಾಚೀನ ಜೀವಿಗಳು ಸರಳವಾದ ಸಂವಹನ ವ್ಯವಸ್ಥೆಗಳನ್ನು ಬಳಸುತ್ತಿದ್ದವು, ಆದರೆ ಹೆಚ್ಚು ಸಂಕೀರ್ಣ ಜೀವಿಗಳು ಹೆಚ್ಚು ಸಂಕೀರ್ಣವಾದ ಸಂವಹನ ವ್ಯವಸ್ಥೆಗಳನ್ನು ಬಳಸಲು ಸಾಧ್ಯವಾಯಿತು.

ಸಂವಹನ ವ್ಯವಸ್ಥೆಗಳು ಮತ್ತು ಸಾಮಾಜಿಕ ಸಂಕೀರ್ಣತೆ

ಸಂವಹನ ವ್ಯವಸ್ಥೆಗಳು ಸಾಮಾಜಿಕ ಸಂಕೀರ್ಣತೆಯ ಮೇಲೆ ಪ್ರಮುಖ ಪರಿಣಾಮ ಬೀರುತ್ತವೆ. ಸಂವಹನ ವ್ಯವಸ್ಥೆಗಳು ಹೆಚ್ಚು ಸಂಕೀರ್ಣವಾಗುತ್ತಿದ್ದಂತೆ, ಜೀವಿಗಳು ಹೆಚ್ಚು ಸಂಕೀರ್ಣವಾದ ಸಾಮಾಜಿಕ ಸಂಬಂಧಗಳನ್ನು ರಚಿಸಲು ಸಾಧ್ಯವಾಗುತ್ತದೆ.

ಉದಾಹರಣೆಗೆ, ಸರಳ ಜೀವಿಗಳು, ಉದಾಹರಣೆಗೆ ಬ್ಯಾಕ್ಟೀರಿಯಾಗಳು, ಸಾಮಾನ್ಯವಾಗಿ ಸಣ್ಣ ಗುಂಪುಗಳಲ್ಲಿ ವಾಸಿಸುತ್ತವೆ. ಈ ಗುಂಪುಗಳಲ್ಲಿ, ಜೀವಿಗಳು ಸಾಮಾನ್ಯವಾಗಿ ಸರಳವಾದ ಸಂಕೇತಗಳನ್ನು ಬಳಸಿಕೊಂಡು ಸಂವಹನ ನಡೆಸುತ್ತವೆ.

ಸಂಕೀರ್ಣ ಜೀವಿಗಳು, ಉದಾಹರಣೆಗೆ ಮಾನವರು, ಹೆಚ್ಚು ಸಂಕೀರ್ಣವಾದ ಸಾಮಾಜಿಕ ಸಂಬಂಧಗಳನ್ನು ರಚಿಸಲು ಸಾಧ್ಯವಾಗುತ್ತದೆ. ಉದಾಹರಣೆಗೆ, ಮಾನವರು ಕುಟುಂಬಗಳು, ಸಮುದಾಯಗಳು ಮತ್ತು ಸಂಸ್ಕೃತಿಗಳಂತಹ ಸಂಕೀರ್ಣವಾದ ಸಾಮಾಜಿಕ ಗುಂಪುಗಳನ್ನು ರಚಿಸುತ್ತಾರೆ.

Chapter 7: The Finale - Evolution's Crescendo

ಅಧ್ಯಾಯ 7: ಫಿನಾಲೆ - ವಿಕಾಸದ ಏರಿಕೆ

ನೈಸರ್ಗಿಕ ಆಯ್ಕೆಯು ಬದುಕುಳಿಯುವಿಕೆ ಮತ್ತು ಸಂತಾನೋತ್ಪತ್ತಿಯನ್ನು ಹೆಚ್ಚಿಸುವ ವರ್ತನೆಗಳನ್ನು ಹೇಗೆ ರೂಪಿಸುತ್ತದೆ ಎಂಬುದನ್ನು ವಿವರಿಸುತ್ತದೆ

ನೈಸರ್ಗಿಕ ಆಯ್ಕೆಯು ಜೀವಂತ ಜೀವಿಗಳಲ್ಲಿ ವರ್ತನೆಗಳ ವಿಕಸನಕ್ಕೆ ಕಾರಣವಾಗುವ ಒಂದು ಪ್ರಕ್ರಿಯೆಯಾಗಿದೆ. ಈ ಪ್ರಕ್ರಿಯೆಯಲ್ಲಿ, ಪರಿಸರದೊಂದಿಗೆ ಹೆಚ್ಚು ಹೊಂದಿಕೊಂಡಿರುವ ವರ್ತನೆಗಳನ್ನು ಹೊಂದಿರುವ ವ್ಯಕ್ತಿಗಳು ಹೆಚ್ಚು ಬದುಕುಳಿಯುತ್ತಾರೆ ಮತ್ತು ಸಂತಾನೋತ್ಪತ್ತಿ ಮಾಡುತ್ತಾರೆ. ಇದರಿಂದಾಗಿ, ಈ ವರ್ತನೆಗಳನ್ನು ಹೊಂದಿರುವ ಆನುವಂಶಿಕ ಗುಣಗಳು ಮುಂದಿನ ಪೀಳಿಗೆಗೆ ಹರಡುತ್ತವೆ.

ನೈಸರ್ಗಿಕ ಆಯ್ಕೆಯು ಬದುಕುಳಿಯುವಿಕೆ ಮತ್ತು ಸಂತಾನೋತ್ಪತ್ತಿಯನ್ನು ಹೆಚ್ಚಿಸುವ ವರ್ತನೆಗಳನ್ನು ಹೇಗೆ ರೂಪಿಸುತ್ತದೆ ಎಂಬುದನ್ನು ನಾವು ಕೆಳಗಿನ ಉದಾಹರಣೆಗಳನ್ನು ನೋಡುವ ಮೂಲಕ ಅರ್ಥಮಾಡಿಕೊಳ್ಳಬಹುದು:

ಉದಾಹರಣೆ 1:

ಒಂದು ಕಾಡು ಪ್ರದೇಶದಲ್ಲಿ, ಉದ್ದವಾದ ಕಾಲುಗಳನ್ನು ಹೊಂದಿರುವ ಹುಲಿಗಳು ಚಿಕ್ಕ ಕಾಲುಗಳನ್ನು ಹೊಂದಿರುವ ಹುಲಿಗಳಿಗಿಂತ ಬೇಟೆಯನ್ನು ಹಿಡಿಯಲು ಹೆಚ್ಚು ಸಮರ್ಥವಾಗಿರುತ್ತವೆ. ಇದರಿಂದಾಗಿ, ಉದ್ದವಾದ ಕಾಲುಗಳನ್ನು ಹೊಂದಿರುವ ಹುಲಿಗಳು ಹೆಚ್ಚು ಬದುಕುಳಿಯುತ್ತವೆ ಮತ್ತು ಸಂತಾನೋತ್ಪತ್ತಿ ಮಾಡುತ್ತವೆ. ಇದರಿಂದಾಗಿ, ಉದ್ದವಾದ

ಕಾಲುಗಳನ್ನು ಹೊಂದಿರುವ ಆನುವಂಶಿಕ ಗುಣಗಳು ಮುಂದಿನ ಪೀಳಿಗೆಗೆ ಹರಡುತ್ತವೆ. ಈ ಪ್ರಕ್ರಿಯೆಯಿಂದಾಗಿ, ಕಾಲಾನಂತರದಲ್ಲಿ, ಹುಲಿಗಳಲ್ಲಿ ಉದ್ದವಾದ ಕಾಲುಗಳು ಸಾಮಾನ್ಯವಾಗುತ್ತವೆ.

ಉದಾಹರಣೆ 2:

ಒಂದು ಹವಾಮಾನ ವಲಯದಲ್ಲಿ, ಚಳಿಗಾಲದಲ್ಲಿ ಹೆಚ್ಚು ಬೆಚ್ಚಗಿರುವ ಕೂದಲನ್ನು ಹೊಂದಿರುವ ಮರಗಳು ಚಳಿಗಾಲವನ್ನು ಬದುಕಲು ಹೆಚ್ಚು ಸಮರ್ಥವಾಗಿರುತ್ತವೆ. ಇದರಿಂದಾಗಿ, ಚಳಿಗಾಲದಲ್ಲಿ ಹೆಚ್ಚು ಬೆಚ್ಚಗಿರುವ ಕೂದಲನ್ನು ಹೊಂದಿರುವ ಮರಗಳು ಹೆಚ್ಚು ಬದುಕುಳಿಯುತ್ತವೆ ಮತ್ತು ಸಂತಾನೋತ್ಪತ್ತಿ ಮಾಡುತ್ತವೆ. ಇದರಿಂದಾಗಿ, ಚಳಿಗಾಲದಲ್ಲಿ ಹೆಚ್ಚು ಬೆಚ್ಚಗಿರುವ ಕೂದಲನ್ನು ಹೊಂದಿರುವ ಆನುವಂಶಿಕ ಗುಣಗಳು ಮುಂದಿನ ಪೀಳಿಗೆಗೆ ಹರಡುತ್ತವೆ. ಈ ಪ್ರಕ್ರಿಯೆಯಿಂದಾಗಿ, ಈ ಹವಾಮಾನ ವಲಯದಲ್ಲಿರುವ ಮರಗಳಲ್ಲಿ ಚಳಿಗಾಲದಲ್ಲಿ ಹೆಚ್ಚು ಬೆಚ್ಚಗಿರುವ ಕೂದಲು ಸಾಮಾನ್ಯವಾಗುತ್ತವೆ.

ನೈಸರ್ಗಿಕ ಆಯ್ಕೆಯು ಬದುಕುಳಿಯುವಿಕೆ ಮತ್ತು ಸಂತಾನೋತ್ಪತ್ತಿಯನ್ನು ಹೆಚ್ಚಿಸುವ ವರ್ತನೆಗಳನ್ನು ರೂಪಿಸುವಲ್ಲಿ ಪ್ರಮುಖ ಪಾತ್ರವನ್ನು ವಹಿಸುತ್ತದೆ. ಈ ಪ್ರಕ್ರಿಯೆಯಿಂದಾಗಿ, ಪರಿಸರಕ್ಕೆ ಹೆಚ್ಚು ಹೊಂದಿಕೊಂಡಿರುವ ಜೀವಿಗಳು ಸಮಯದೊಂದಿಗೆ ಹೆಚ್ಚು ಸಾಮಾನ್ಯವಾಗುತ್ತವೆ.

ವರ್ತನೆಯ ಹೊಂದಾವಣೆಗಳ ಉದಾಹರಣೆಗಳು ಮತ್ತು ಅವುಗಳ ಪರಿಸರ ವ್ಯವಸ್ಥೆಯ ಯಶಸ್ಸಿನ ಮೇಲಿನ ಪರಿಣಾಮ

ವರ್ತನೆಯ ಹೊಂದಾವಣೆಗಳು ಜೀವಿಗಳು ತಮ್ಮ ಪರಿಸರಕ್ಕೆ ಹೊಂದಿಕೊಳ್ಳಲು ಬಳಸುವ ಮಾರ್ಗಗಳಾಗಿವೆ. ಈ ಹೊಂದಾವಣೆಗಳು ಜೀವಿಗಳಿಗೆ ಆಹಾರವನ್ನು ಕಂಡುಹಿಡಿಯಲು, ಪರಭಕ್ಷಕರಿಂದ ರಕ್ಷಣೆ ಪಡೆಯಲು ಮತ್ತು ಸಂತಾನೋತ್ಪತ್ತಿ ಮಾಡಲು ಸಹಾಯ ಮಾಡುತ್ತವೆ.

ವರ್ತನೆಯ ಹೊಂದಾವಣೆಗಳ ಕೆಲವು ಉದಾಹರಣೆಗಳು ಇಲ್ಲಿವೆ:

- ನೃತ್ಯ: ಹಕ್ಕಿಗಳು ಮತ್ತು ಇತರ ಪ್ರಾಣಿಗಳು ತಮ್ಮ ಸಂಗಾತಿಯನ್ನು ಆಕರ್ಷಿಸಲು ನೃತ್ಯವನ್ನು ಬಳಸುತ್ತವೆ.

- ಕರೆಗಳು: ಹಕ್ಕಿಗಳು ಮತ್ತು ಇತರ ಪ್ರಾಣಿಗಳು ಪರಭಕ್ಷಕರ ಬಗ್ಗೆ ಎಚ್ಚರಿಕೆ ನೀಡಲು ಅಥವಾ ಸಂಗಾತಿಯೊಂದಿಗೆ ಸಂವಹನ ನಡೆಸಲು ಕರೆಗಳನ್ನು ಬಳಸುತ್ತವೆ.

- ರಕ್ಷಣಾತ್ಮಕ ಬಣ್ಣಗಳು ಮತ್ತು ಮಾದರಿಗಳು: ಹಾವುಗಳು ಮತ್ತು ಇತರ ಪ್ರಾಣಿಗಳು ಪರಭಕ್ಷಕರಿಂದ ರಕ್ಷಣೆ ಪಡೆಯಲು ರಕ್ಷಣಾತ್ಮಕ ಬಣ್ಣಗಳು ಮತ್ತು ಮಾದರಿಗಳನ್ನು ಬಳಸುತ್ತವೆ.

- ಕುರುಡುತನ: ಬೆಕ್ಕುಗಳು ಮತ್ತು ಇತರ ಪ್ರಾಣಿಗಳು ಬೆಳಕಿನ ಕೊರತೆಯಿರುವ ಪರಿಸರಗಳಲ್ಲಿ ಬದುಕಲು ಕುರುಡುತನವನ್ನು ಹೊಂದಿಕೊಂಡಿವೆ.

ವರ್ತನೆಯ ಹೊಂದಾವಣೆಗಳು ಪರಿಸರ ವ್ಯವಸ್ಥೆಯ ಯಶಸ್ಸಿನ ಮೇಲೆ ಪ್ರಮುಖ ಪರಿಣಾಮ ಬೀರುತ್ತವೆ. ಈ ಹೊಂದಾವಣೆಗಳು ಜೀವಿಗಳಿಗೆ ಆಹಾರವನ್ನು ಕಂಡುಹಿಡಿಯಲು ಮತ್ತು ಸಂತಾನೋತ್ಪತ್ತಿ ಮಾಡಲು ಅನುವು ಮಾಡಿಕೊಡುವ ಮೂಲಕ

ಪರಿಸರ ವ್ಯವಸ್ಥೆಯಲ್ಲಿ ಸಮತೋಲನವನ್ನು ಕಾಪಾಡಿಕೊಳ್ಳಲು ಸಹಾಯ ಮಾಡುತ್ತವೆ.

ಉದಾಹರಣೆಗೆ, ಹಕ್ಕಿಗಳ ನೃತ್ಯವು ಹಕ್ಕಿಗಳ ಸಂಗಾತಿಯನ್ನು ಆಕರ್ಷಿಸಲು ಸಹಾಯ ಮಾಡುತ್ತದೆ, ಇದು ಹಕ್ಕಿಗಳ ಸಂಖ್ಯೆಯನ್ನು ಹೆಚ್ಚಿಸಲು ಸಹಾಯ ಮಾಡುತ್ತದೆ. ಹಕ್ಕಿಗಳು ಪರಾಗಸ್ಪರ್ಶಕಗಳಾಗಿಯೂ ಕಾರ್ಯನಿರ್ವಹಿಸುತ್ತವೆ, ಇದು ಸಸ್ಯಗಳ ಬೀಜಗಳ ಹರಡುವಿಕೆಗೆ ಸಹಾಯ ಮಾಡುತ್ತದೆ. ಹೀಗಾಗಿ, ಹಕ್ಕಿಗಳ ನೃತ್ಯವು ಪರಿಸರ ವ್ಯವಸ್ಥೆಯ ಯಶಸ್ಸಿಗೆ ಪ್ರಮುಖವಾಗಿದೆ.

ಮತ್ತೊಂದು ಉದಾಹರಣೆ ಎಂದರೆ ಹಾವುಗಳ ರಕ್ಷಣಾತ್ಮಕ ಬಣ್ಣಗಳು. ಹಾವುಗಳ ರಕ್ಷಣಾತ್ಮಕ ಬಣ್ಣಗಳು ಪರಭಕ್ಷಕರಿಂದ ಅವುಗಳನ್ನು ರಕ್ಷಿಸಲು ಸಹಾಯ ಮಾಡುತ್ತದೆ. ಹಾವುಗಳ ಸಂಖ್ಯೆಯು ಹೆಚ್ಚಾದರೆ, ಇದು ಹಾವುಗಳನ್ನು ತಿನ್ನುವ ಇತರ ಜೀವಿಗಳ ಸಂಖ್ಯೆಯನ್ನು ಕಡಿಮೆ ಮಾಡುತ್ತದೆ. ಇದು ಪರಿಸರ ವ್ಯವಸ್ಥೆಯಲ್ಲಿ ಸಮತೋಲನವನ್ನು ಕಾಪಾಡಿಕೊಳ್ಳಲು ಸಹಾಯ ಮಾಡುತ್ತದೆ.

ವರ್ತನೆಯ ಹೊಂದಾವಣೆಗಳು ಜೀವಿಗಳಿಗೆ ಮತ್ತು ಪರಿಸರ ವ್ಯವಸ್ಥೆಗೆ ಅತ್ಯಗತ್ಯವಾಗಿವೆ.

ಪರಿಸರ ಬದಲಾವಣೆಗಳು ವರ್ತನೆಯ ವಿಕಾಸವನ್ನು ಚಾಲನೆ ಮಾಡುವ ಪಾತ್ರವನ್ನು ವಿಶ್ಲೇಷಿಸುತ್ತದೆ

ಪರಿಸರ ಬದಲಾವಣೆಗಳು ವರ್ತನೆಯ ವಿಕಾಸವನ್ನು ಚಾಲನೆ ಮಾಡುವ ಪ್ರಮುಖ ಅಂಶಗಳಾಗಿವೆ. ಈ ಬದಲಾವಣೆಗಳು ಜೀವಿಗಳಿಗೆ ಹೊಸ ಸವಾಲುಗಳನ್ನು ಮತ್ತು ಅವಕಾಶಗಳನ್ನು ಒದಗಿಸುತ್ತವೆ, ಇದು ಹೊಸ ವರ್ತನೆಗಳ ಅಭಿವೃದ್ಧಿಗೆ ಕಾರಣವಾಗಬಹುದು.

ಪರಿಸರ ಬದಲಾವಣೆಗಳು ವರ್ತನೆಯ ವಿಕಾಸವನ್ನು ಚಾಲನೆ ಮಾಡುವ ಹಲವಾರು ಮಾರ್ಗಗಳಿವೆ:

- ಆಹಾರದ ಸರಬರಾಜು ಮತ್ತು ಲಭ್ಯತೆಯಲ್ಲಿ ಬದಲಾವಣೆಗಳು ಜೀವಿಗಳಿಗೆ ಆಹಾರವನ್ನು ಕಂಡುಹಿಡಿಯುವ ಹೊಸ ಮಾರ್ಗಗಳನ್ನು ಅಭಿವೃದ್ಧಿಪಡಿಸಲು ಕಾರಣವಾಗಬಹುದು. ಉದಾಹರಣೆಗೆ, ಒಂದು ಪ್ರದೇಶದಲ್ಲಿ ಆಹಾರದ ಅಭಾವವು ಜೀವಿಗಳು ಹೊಸ ಆಹಾರದ ಮೂಲಗಳನ್ನು ಹುಡುಕಲು ಕಾರಣವಾಗಬಹುದು ಅಥವಾ ಹೆಚ್ಚು ಪರಿಣಾಮಕಾರಿಯಾಗಿ ಆಹಾರವನ್ನು ಪಡೆಯಲು ಹೊಸ ತಂತ್ರಗಳನ್ನು ಅಭಿವೃದ್ಧಿಪಡಿಸಬಹುದು.

- ಪರಭಕ್ಷಕರ ಸಂಖ್ಯೆಯಲ್ಲಿ ಬದಲಾವಣೆಗಳು ಜೀವಿಗಳಿಗೆ ಪರಭಕ್ಷಕರಿಂದ ರಕ್ಷಣೆ ಪಡೆಯುವ ಹೊಸ ಮಾರ್ಗಗಳನ್ನು ಅಭಿವೃದ್ಧಿಪಡಿಸಲು ಕಾರಣವಾಗಬಹುದು. ಉದಾಹರಣೆಗೆ, ಒಂದು ಪ್ರದೇಶದಲ್ಲಿ ಪರಭಕ್ಷಕರ ಸಂಖ್ಯೆ ಹೆಚ್ಚಾದರೆ, ಜೀವಿಗಳು ಹೊಸ ರಕ್ಷಣಾತ್ಮಕ ಬಣ್ಣಗಳು ಅಥವಾ ನಡವಳಿಕೆಯನ್ನು ಅಭಿವೃದ್ಧಿಪಡಿಸಬಹುದು.

- ವಾತಾವರಣದ ಬದಲಾವಣೆಗಳು ಜೀವಿಗಳಿಗೆ ಹೊಸ ಪರಿಸರಕ್ಕೆ ಹೊಂದಿಕೊಳ್ಳಲು ಕಾರಣವಾಗಬಹುದು. ಉದಾಹರಣೆಗೆ, ಹವಾಮಾನ ಬದಲಾವಣೆಯಿಂದಾಗಿ ಉಷ್ಣಾಂಶಗಳು ಹೆಚ್ಚಾಗುತ್ತಿದ್ದಂತೆ, ಕೆಲವು ಜೀವಿಗಳು ಹೆಚ್ಚಿನ ಉಷ್ಣಾಂಶವನ್ನು ತಡೆದುಕೊಳ್ಳಲು ಸಾಧ್ಯವಾಗುವಂತೆ ತಮ್ಮ ದೇಹದ ರಚನೆಯನ್ನು ಬದಲಾಯಿಸಬಹುದು.

ಪರಿಸರ ಬದಲಾವಣೆಗಳು ವರ್ತನೆಯ ವಿಕಾಸವನ್ನು ಚಾಲನೆ ಮಾಡುವಲ್ಲಿ ಪ್ರಮುಖ ಪಾತ್ರ ವಹಿಸುತ್ತವೆ.

Chapter 8: The Encore - Human Impact and the Future

ಅಧ್ಯಾಯ 8: ಎನ್ಕೋರ್ - ಮಾನವೀಯ ಪರಿಣಾಮ ಮತ್ತು ಭವಿಷ್ಯ

ಜೀವಿಗಳ ಪರಸ್ಪರ ಕ್ರಿಯೆಗಳು ಮತ್ತು ಪರಿಸರ ವ್ಯವಸ್ಥೆಗಳ ಮೇಲೆ ಮಾನವ ಚಟುವಟಿಕೆಗಳ ಪರಿಣಾಮ

ಮಾನವರು ಜಗತ್ತಿನಲ್ಲಿ ಒಂದು ಪ್ರಬಲ ಶಕ್ತಿಯಾಗಿದ್ದಾರೆ. ನಮ್ಮ ಚಟುವಟಿಕೆಗಳು ಜೀವಿಗಳ ಪರಸ್ಪರ ಕ್ರಿಯೆಗಳು ಮತ್ತು ಪರಿಸರ ವ್ಯವಸ್ಥೆಗಳ ಮೇಲೆ ಗಮನಾರ್ಹ ಪರಿಣಾಮ ಬೀರುತ್ತವೆ.

ಮಾನವ ಚಟುವಟಿಕೆಗಳು ಜೀವಿಗಳ ಪರಸ್ಪರ ಕ್ರಿಯೆಗಳ ಮೇಲೆ ಪರಿಣಾಮ ಬೀರುವ ಹಲವಾರು ಮಾರ್ಗಗಳಿವೆ. ಉದಾಹರಣೆಗೆ, ನಾವು:

- ಜೀವಿಗಳ ಸಂಖ್ಯೆಯನ್ನು ಬದಲಾಯಿಸಬಹುದು. ನಾವು ಕೆಲವು ಜೀವಿಗಳನ್ನು ಬೇಟೆಯಾಡುತ್ತೇವೆ ಅಥವಾ ಹಾನಿಗೊಳಿಸುತ್ತೇವೆ, ಇದು ಅವರ ಸಂಖ್ಯೆಯನ್ನು ಕಡಿಮೆ ಮಾಡುತ್ತದೆ. ನಾವು ಇತರ ಜೀವಿಗಳಿಗೆ ಆಹಾರ, ಆಶ್ರಯ ಅಥವಾ ಇತರ ಸಂಪನ್ಮೂಲಗಳನ್ನು ಒದಗಿಸುವ ಮೂಲಕ ಅವರ ಸಂಖ್ಯೆಯನ್ನು ಹೆಚ್ಚಿಸಬಹುದು.

- ಜೀವಿಗಳ ವ್ಯಾಪ್ತಿಯನ್ನು ಬದಲಾಯಿಸಬಹುದು. ನಾವು ಜೀವಿಗಳನ್ನು ತಮ್ಮ ನೈಸರ್ಗಿಕ ಆವಾಸಸ್ಥಾನಗಳಿಂದ ತೆಗೆದುಹಾಕಬಹುದು ಅಥವಾ ಅವುಗಳ ಹೊಸ ಆವಾಸಸ್ಥಾನಗಳಿಗೆ ಪರಿಚಯಿಸಬಹುದು.

- ಜೀವಿಗಳ ನಡವಳಿಕೆಯನ್ನು ಬದಲಾಯಿಸಬಹುದು. ನಾವು ಜೀವಿಗಳಿಗೆ ಹೊಸ ಆಹಾರದ ಮೂಲಗಳು ಅಥವಾ ಪರಭಕ್ಷಕರನ್ನು ಒದಗಿಸುವ ಮೂಲಕ ಅವರ ನಡವಳಿಕೆಯನ್ನು ಬದಲಾಯಿಸಬಹುದು.

ಮಾನವ ಚಟುವಟಿಕೆಗಳು ಪರಿಸರ ವ್ಯವಸ್ಥೆಗಳ ಮೇಲೆ ಪರಿಣಾಮ ಬೀರುವ ಹಲವಾರು ಮಾರ್ಗಗಳಿವೆ. ಉದಾಹರಣೆಗೆ, ನಾವು:

- ಪರಿಸರ ವ್ಯವಸ್ಥೆಗಳಲ್ಲಿನ ಶಕ್ತಿಯ ಹರಿವನ್ನು ಬದಲಾಯಿಸಬಹುದು. ನಾವು ಕಾಡುಗಳನ್ನು ಕಡಿದುಹಾಕುವ ಮೂಲಕ ಸೌರ ಶಕ್ತಿಯನ್ನು ಶಕ್ತಿಯ ಪಾತ್ರಕ್ಕೆ ಹರಿಸುವ ಪ್ರಮಾಣವನ್ನು ಕಡಿಮೆ ಮಾಡಬಹುದು.

- ಪರಿಸರ ವ್ಯವಸ್ಥೆಗಳಲ್ಲಿನ ಪದಾರ್ಥಗಳ ಹರಿವನ್ನು ಬದಲಾಯಿಸಬಹುದು. ನಾವು ಮಾಲಿನ್ಯವನ್ನು ಸೃಷ್ಟಿಸುವ ಮೂಲಕ ನೀರು, ಗಾಳಿ ಮತ್ತು ಮಣ್ಣಿನಲ್ಲಿರುವ ಪದಾರ್ಥಗಳ ಹರಿವನ್ನು ಬದಲಾಯಿಸಬಹುದು.

- ಪರಿಸರ ವ್ಯವಸ್ಥೆಗಳಲ್ಲಿನ ಪರಿಸರ ಪರಿಸ್ಥಿತಿಗಳನ್ನು ಬದಲಾಯಿಸಬಹುದು. ನಾವು ಹವಾಮಾನ ಬದಲಾವಣೆಯನ್ನು ಉಂಟುಮಾಡುವ ಮೂಲಕ ಪರಿಸರ ವ್ಯವಸ್ಥೆಗಳಲ್ಲಿನ ಉಷ್ಣತೆ ಮತ್ತು ಮಳೆಯ ಮಾದರಿಗಳನ್ನು ಬದಲಾಯಿಸಬಹುದು.

ಮಾನವ ಚಟುವಟಿಕೆಗಳಿಂದ ಉಂಟಾಗುವ ಪರಿಸರ ವ್ಯವಸ್ಥೆಗಳ ಬದಲಾವಣೆಗಳು ಜೀವಿಗಳ ಪರಸ್ಪರ ಕ್ರಿಯೆಗಳ ಮೇಲೆ ಹಲವಾರು ಪರಿಣಾಮಗಳನ್ನು ಬೀರಬಹುದು. ಉದಾಹರಣೆಗೆ,

ಪರಿಸರ ವ್ಯವಸ್ಥೆಯಲ್ಲಿರುವ ಜೀವಿಗಳ ಸಂಖ್ಯೆ ಮತ್ತು ವ್ಯಾಪ್ತಿಯಲ್ಲಿ ಬದಲಾವಣೆಗಳು ಜೀವಿಗಳ ನಡವಳಿಕೆಯಲ್ಲಿ ಬದಲಾವಣೆಗೆ ಕಾರಣವಾಗಬಹುದು.

ಆವಾಸಸ್ಥಾನ ನಷ್ಟ, ಹವಾಮಾನ ಬದಲಾವಣೆ ಮತ್ತು ಮಾಲಿನ್ಯದ ಸವಾಲುಗಳನ್ನು ಸಿಂಫನಿಯ ಸಾಮರಸ್ಯಕ್ಕೆ ವಿಶ್ಲೇಷಿಸುತ್ತದೆ

ಆವಾಸಸ್ಥಾನ ನಷ್ಟ, ಹವಾಮಾನ ಬದಲಾವಣೆ ಮತ್ತು ಮಾಲಿನ್ಯವು ನಮ್ಮ ಗ್ರಹದ ಪರಿಸರ ವ್ಯವಸ್ಥೆಗಳಿಗೆ ಗಂಭೀರವಾದ ಬೆದರಿಕೆಯನ್ನುಂಟುಮಾಡುತ್ತಿವೆ. ಈ ಸವಾಲುಗಳು ಸಿಂಫನಿಯ ಸಾಮರಸ್ಯವನ್ನು ಹೇಗೆ ಹಾನಿಗೊಳಿಸುತ್ತವೆ ಮತ್ತು ಅವುಗಳನ್ನು ಪರಿಹರಿಸಲು ನಾವು ಏನು ಮಾಡಬಹುದು ಎಂಬುದನ್ನು ನಾವು ಈ ಲೇಖನದಲ್ಲಿ ವಿಶ್ಲೇಷಿಸುತ್ತೇವೆ.

ಆವಾಸಸ್ಥಾನ ನಷ್ಟ

ಆವಾಸಸ್ಥಾನ ನಷ್ಟವು ಜೀವಿಗಳಿಗೆ ಅವರ ಜೀವನಕ್ಕೆ ಅಗತ್ಯವಾದ ಸಂಪನ್ಮೂಲಗಳನ್ನು ಒದಗಿಸುವ ಪ್ರದೇಶಗಳ ನಷ್ಟವಾಗಿದೆ. ಇದು ಕಾಡುಗಳನ್ನು ಕಡಿದುಹಾಕುವುದು, ಮಣ್ಣನ್ನು ಮಾಲಿನ್ಯಗೊಳಿಸುವುದು ಅಥವಾ ನೀರಿನ ಮೂಲಗಳನ್ನು ವಿನಾಶಪಡಿಸುವುದರಿಂದ ಉಂಟಾಗಬಹುದು.

ಆವಾಸಸ್ಥಾನ ನಷ್ಟವು ಜೀವಿಗಳ ಸಂಖ್ಯೆಯನ್ನು ಕಡಿಮೆ ಮಾಡುತ್ತದೆ ಮತ್ತು ಅವುಗಳ ವ್ಯಾಪ್ತಿಯನ್ನು ಕಡಿಮೆ ಮಾಡುತ್ತದೆ. ಇದು ಜೀವಿಗಳ ನಡುವಿನ ಸಂಬಂಧಗಳನ್ನು ಹಾನಿಗೊಳಿಸುತ್ತದೆ ಮತ್ತು ಪರಿಸರ ವ್ಯವಸ್ಥೆಗಳ ಸಮತೋಲನವನ್ನು ಅಡ್ಡಿಪಡಿಸುತ್ತದೆ.

ಉದಾಹರಣೆಗೆ, ಅಮೆಜಾನ್ ಕಾಡುಗಳು ವಿಶ್ವದ ಅತ್ಯಂತ ವೈವಿಧ್ಯಮಯ ಜೀವವೈವಿಧ್ಯತೆಯ ಸ್ಥಳಗಳಲ್ಲಿ ಒಂದಾಗಿದೆ. ಆದಾಗ್ಯೂ, ಕಾಡುಗಳನ್ನು ಕಡಿದುಹಾಕುವುದರಿಂದ ಈ ಪ್ರದೇಶದ ಸಸ್ಯ ಮತ್ತು ಪ್ರಾಣಿಗಳ ಜನಸಂಖ್ಯೆಯು ಗಮನಾರ್ಹವಾಗಿ ಕಡಿಮೆಯಾಗಿದೆ. ಇದು ಕಾಡುಗಳಲ್ಲಿನ

ಪರಿಸರ ವ್ಯವಸ್ಥೆಗಳ ಸಮತೋಲನವನ್ನು ಅಡ್ಡಿಪಡಿಸುತ್ತದೆ ಮತ್ತು ಹವಾಮಾನ ಬದಲಾವಣೆಗೆ ಕಾರಣವಾಗುವ ಕಾರ್ಬನ್ ಡೈಆಕ್ಸೈಡ್ ಅನ್ನು ಹೀರಿಕೊಳ್ಳುವ ಅವುಗಳ ಸಾಮರ್ಥ್ಯವನ್ನು ಕಡಿಮೆ ಮಾಡುತ್ತದೆ.

ಹವಾಮಾನ ಬದಲಾವಣೆ

ಹವಾಮಾನ ಬದಲಾವಣೆಯು ಗ್ರಹದ ವಾತಾವರಣದಲ್ಲಿನ ಉಷ್ಣತೆ ಮತ್ತು ಮಳೆಯ ಮಾದರಿಗಳಲ್ಲಿನ ಬದಲಾವಣೆಯಾಗಿದೆ. ಇದು ಗ್ರಹದ ಹವಾಮಾನ ವ್ಯವಸ್ಥೆಯನ್ನು ಗಮನಾರ್ಹವಾಗಿ ಬದಲಾಯಿಸುತ್ತದೆ ಮತ್ತು ಪರಿಸರ ವ್ಯವಸ್ಥೆಗಳಿಗೆ ಹಾನಿಯನ್ನುಂಟುಮಾಡುತ್ತದೆ.

ಹವಾಮಾನ ಬದಲಾವಣೆಯು ಜೀವಿಗಳ ಸಂಖ್ಯೆಯನ್ನು ಕಡಿಮೆ ಮಾಡುತ್ತದೆ ಮತ್ತು ಅವುಗಳ ವ್ಯಾಪ್ತಿಯನ್ನು ಕಡಿಮೆ ಮಾಡುತ್ತದೆ. ಇದು ಜೀವಿಗಳ ನಡುವಿನ ಸಂಬಂಧಗಳನ್ನು ಹಾನಿಗೊಳಿಸುತ್ತದೆ ಮತ್ತು ಪರಿಸರ ವ್ಯವಸ್ಥೆಗಳ ಸಮತೋಲನವನ್ನು ಅಡ್ಡಿಪಡಿಸುತ್ತದೆ.

ಉದಾಹರಣೆಗೆ, ಹವಾಮಾನ ಬದಲಾವಣೆಯಿಂದಾಗಿ ಉಷ್ಣತೆ ಹೆಚ್ಚಾಗುತ್ತಿದೆ. ಇದು ಹೆಚ್ಚಿನ ಪ್ರದೇಶಗಳಲ್ಲಿ ಕಾಡುಗಳು ಮತ್ತು ಮೂಲಭೂತ ವ್ಯವಸ್ಥೆಗಳು ಸುಟ್ಟುಹೋಗಲು ಕಾರಣವಾಗುತ್ತದೆ.

ಪರಿಸರ ಸಂರಕ್ಷಣೆ ಮತ್ತು ಪುನರ್ವಸತಿ ತಂತ್ರಗಳನ್ನು ಅನ್ವೇಷಿಸಿ, ಪರಿಸರ ಪರಸ್ಪರ ಕ್ರಿಯೆಗಳನ್ನು ರಕ್ಷಿಸಲು ಮತ್ತು ಪುನರ್ವ್ಯವಸ್ಥೆ ಮಾಡಲು ಸಹಾಯ ಮಾಡುತ್ತದೆ.

ಪರಿಸರ ಸಂರಕ್ಷಣೆ ಮತ್ತು ಪುನರ್ವಸತಿ ಎಂಬುದು ಪರಿಸರ ವ್ಯವಸ್ಥೆಗಳು ಮತ್ತು ಅವುಗಳಲ್ಲಿನ ಜೀವವೈವಿಧ್ಯತೆಯನ್ನು ರಕ್ಷಿಸುವ ಮತ್ತು ಸುಧಾರಿಸುವ ಕ್ರಮಗಳಾಗಿದೆ. ಈ ತಂತ್ರಗಳು ಆವಾಸಸ್ಥಾನ ನಷ್ಟ, ಹವಾಮಾನ ಬದಲಾವಣೆ ಮತ್ತು ಮಾಲಿನ್ಯದಂತಹ ಪರಿಸರ ಸವಾಲುಗಳನ್ನು ಪರಿಹರಿಸಲು ಸಹಾಯ ಮಾಡುತ್ತವೆ.

ಪರಿಸರ ಸಂರಕ್ಷಣೆಯು ಪರಿಸರ ವ್ಯವಸ್ಥೆಗಳ ಸ್ಥಿರತೆಯನ್ನು ಕಾಪಾಡಿಕೊಳ್ಳಲು ಗಮನಹರಿಸುತ್ತದೆ. ಇದು ಆವಾಸಸ್ಥಾನಗಳನ್ನು ರಕ್ಷಿಸುವುದು, ಜೀವವೈವಿಧ್ಯತೆಯನ್ನು ಉತ್ತೇಜಿಸುವುದು ಮತ್ತು ನೈಸರ್ಗಿಕ ಸಂಪನ್ಮೂಲಗಳ ಬಳಕೆಯನ್ನು ಕಡಿಮೆ ಮಾಡುವುದು ಸೇರಿದಂತೆ ವಿವಿಧ ಕ್ರಮಗಳನ್ನು ಒಳಗೊಂಡಿದೆ.

ಪರಿಸರ ಪುನರ್ವಸತಿ ಎಂಬುದು ಹಾನಿಗೊಳಗಾದ ಪರಿಸರ ವ್ಯವಸ್ಥೆಗಳನ್ನು ಪುನಃಸ್ಥಾಪಿಸುವ ಪ್ರಕ್ರಿಯೆಯಾಗಿದೆ. ಇದು ಹಾನಿಗೊಳಗಾದ ಆವಾಸಸ್ಥಾನಗಳನ್ನು ಪುನಃಸ್ಥಾಪಿಸುವುದು, ಜೀವವೈವಿಧ್ಯತೆಯನ್ನು ಮರುಸ್ಥಾಪಿಸುವುದು ಮತ್ತು ನೈಸರ್ಗಿಕ ಸಂಪನ್ಮೂಲಗಳ ಬಳಕೆಯನ್ನು ಸುಧಾರಿಸುವುದು ಸೇರಿದಂತೆ ವಿವಿಧ ಕ್ರಮಗಳನ್ನು ಒಳಗೊಂಡಿದೆ.

ಪರಿಸರ ಸಂರಕ್ಷಣೆ ಮತ್ತು ಪುನರ್ವಸತಿ ತಂತ್ರಗಳು ಪರಿಸರ ಪರಸ್ಪರ ಕ್ರಿಯೆಗಳನ್ನು ರಕ್ಷಿಸಲು ಮತ್ತು ಪುನರ್ವ್ಯವಸ್ಥೆ ಮಾಡಲು ಹಲವಾರು ವಿಧಗಳಲ್ಲಿ ಸಹಾಯ ಮಾಡಬಹುದು. ಈ ತಂತ್ರಗಳು ಜೀವಿಗಳ ಸಂಖ್ಯೆಯನ್ನು ಹೆಚ್ಚಿಸಲು, ಜೀವಿಗಳ

ವ್ಯಾಪ್ತಿಯನ್ನು ವಿಸ್ತರಿಸಲು ಮತ್ತು ಜೀವಿಗಳ ನಡುವಿನ ಸಂಬಂಧಗಳನ್ನು ಬಲಪಡಿಸಲು ಸಹಾಯ ಮಾಡುತ್ತದೆ.

ಕೆಲವು ನಿರ್ದಿಷ್ಟ ಉದಾಹರಣೆಗಳು ಇಲ್ಲಿವೆ:

- ಆವಾಸಸ್ಥಾನಗಳನ್ನು ರಕ್ಷಿಸುವುದು ಜೀವಿಗಳಿಗೆ ಅವರ ಜೀವನಕ್ಕೆ ಅಗತ್ಯವಾದ ಸಂಪನ್ಮೂಲಗಳನ್ನು ಒದಗಿಸುತ್ತದೆ. ಇದು ಜೀವಿಗಳ ಸಂಖ್ಯೆಯನ್ನು ಹೆಚ್ಚಿಸಲು ಮತ್ತು ಅವುಗಳ ವ್ಯಾಪ್ತಿಯನ್ನು ವಿಸ್ತರಿಸಲು ಸಹಾಯ ಮಾಡುತ್ತದೆ.

- ಜೀವವೈವಿಧ್ಯತೆಯನ್ನು ಉತ್ತೇಜಿಸುವುದು ಜೀವಿಗಳ ನಡುವಿನ ಸಂಬಂಧಗಳನ್ನು ಬಲಪಡಿಸುತ್ತದೆ. ಇದು ಪರಿಸರ ವ್ಯವಸ್ಥೆಗಳ ಸ್ಥಿರತೆಯನ್ನು ಕಾಪಾಡಿಕೊಳ್ಳಲು ಸಹಾಯ ಮಾಡುತ್ತದೆ.

- ನೈಸರ್ಗಿಕ ಸಂಪನ್ಮೂಲಗಳ ಬಳಕೆಯನ್ನು ಕಡಿಮೆ ಮಾಡುವುದು ಪರಿಸರ ವ್ಯವಸ್ಥೆಗಳ ಮೇಲಿನ ಮಾನವ ಪ್ರಭಾವವನ್ನು ಕಡಿಮೆ ಮಾಡುತ್ತದೆ. ಇದು ಪರಿಸರ ಪರಸ್ಪರ ಕ್ರಿಯೆಗಳನ್ನು ರಕ್ಷಿಸಲು ಸಹಾಯ ಮಾಡುತ್ತದೆ.

www.ingramcontent.com/pod-product-compliance
Lightning Source LLC
LaVergne TN
LVHW052004060526
838201LV00059B/3832

* 9 7 9 8 8 6 9 1 2 2 8 3 4 *